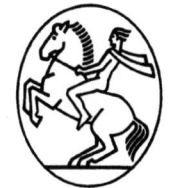

Wolfgang Stoll (Hrsg.)

Schwindel und schwindelbegleitende Symptome

Unter Mitarbeit von
A. Ernst, H. Feldmann, C. T. Haid, K.-F. Hamann,
B. Hofferberth, M. Hülse, T. Lenarz, E. Most,
M. Nieschalk, N. Reicke, G. Stange und M. Westhofen

Springer-Verlag Wien GmbH

Prof. Dr. med. Wolfgang Stoll
Direktor der Klinik und Poliklinik für Hals-Nasen-Ohrenheilkunde,
Universität Münster,
Münster, Bundesrepublik Deutschland

Das Werk ist urheberrechtlich geschützt.
Die dadurch begründeten Rechte,
insbesondere die der Übersetzung, des Nachdruckes,
der Entnahme von Abbildungen, der Funksendung,
der Wiedergabe auf photomechanischem oder ähnlichem Wege
und der Speicherung in Datenverarbeitungsanlagen,
bleiben, auch bei nur auszugsweiser Verwertung, vorbehalten.

© 1994 Springer-Verlag/Wien
Originally published by Springer-Verlag Wien New York in 1994

Die Wiedergabe von Gebrauchsnamen, Handelsnamen, Warenbezeichnungen usw. in diesem Buch berechtigt auch ohne besondere Kennzeichnung nicht zu der Annahme, daß solche Namen im Sinne der Warenzeichen- und Markenschutz-Gesetzgebung als frei zu betrachten wären und daher von jedermann benutzt werden dürften.

Produkthaftung: Für Angaben über Dosierungsanweisungen und Applikationsformen kann vom Verlag keine Gewähr übernommen werden. Derartige Angaben müssen vom jeweiligen Anwender im Einzelfall anhand anderer Literaturstellen auf ihre Richtigkeit überprüft werden.

Gedruckt auf säurefreiem, chlorfrei gebleichtem Papier-TCF

Mit 64 teilweise farbigen Abbildungen

ISBN 978-3-211-82589-1   ISBN 978-3-7091-6634-5 (eBook)
DOI 10.1007/978-3-7091-6634-5

Vorwort

„Schwindel und schwindelbegleitende Symptome" waren Thema eines Workshops, der vom 18. bis 21. 11. 1993 in Budapest stattfand. Dieses Expertentreffen beinhaltete eine praxisorientierte Standortbestimmung über Diagnostik und Therapie bei Patienten mit vestibulären Erkrankungen, Hörstörungen und Tinnitus.

Im vorliegenden Buch sind die einzelnen Referate so zusammengestellt, daß der Leser einen übersichtlichen Leitfaden erhält, der niedergelassenen Ärzten, Fachkollegen und Assistenten aus verschiedenen Fachdisziplinen zur Orientierung dienen soll. Ausgewählte Schlüsselwörter helfen beim Nachschlagen.

Der aufmerksame Beobachter wird feststellen, daß die Autoren nicht in allen Punkten übereinstimmen, sondern einige Details speziell aus einem subjektiven Blickwinkel erörtern. Gerade in diesen Differenzen spiegelt sich der derzeitige Wissensstand über das gewählte Thema und weckt das Interesse, die Aussagen der Referenten mit den eigenen Erfahrungen zu vergleichen.

Eine kritische Auseinandersetzung mit der dargestellten Thematik wird von den Autoren beabsichtigt, da diese Art der Weiterbildung unseren neurootologischen Patienten nur zum Vorteil gereichen kann.

Bei allen Teilnehmern und insbesondere bei den Referenten bedanke ich mich an dieser Stelle nochmals herzlichst für die informativen Beiträge.

In Namen aller Gäste ergeht ein aufrichtiges Dankeschön an die Firma Promonta Lundbeck, die stets für ein angenehmes Ambiente sorgte und die Erstellung dieses Workshopbandes ermöglichte.

Wolfgang Stoll

Inhaltsverzeichnis

Autoren IX

Diagnostik

Hofferberth, B.: Pathophysiologie peripher- und zentral-vestibulärer Erkrankungen 1
Stoll, W.: Stellenwert der „klassischen Untersuchungsmethoden" 11
Haid, C. T., Wolf, S. R., Watermeier, D., Berg, M.: Vestibularisdiagnostik bei Patienten mit Schwindel und Gleichgewichtsstörungen unter besonderer Berücksichtigung der Telemetrie-ENG 21
Westhofen, M.: Objektivierung von Störungen des Otolithenapparates 41
Hülse, M.: Der zervikogene Schwindel 55
Reicke, N.: Posturographie in der Praxis 69
Feldmann, H.: Objektivierende Diagnostik bei Tinnitus 77
Lenarz, T., Ernst, A.: Schwindelbegleitende Hörstörungen 87
Most, E.: Diagnostik des Schwindels aus internistischer Sicht 95

Therapie

Hamann, K.-F.: Therapieplan bei Schwindel 103
Westhofen, M.: Operative Therapie otogenen Schwindels – Techniken, Indikationen, Resultate 109
Stange, G.: Therapie des Hörsturzes 117
Nieschalk, M.: Erfahrungen mit der sogenannten Tinnitussprechstunde 125

Sachverzeichnis 135

Autoren

Dr. A. Ernst
Universitäts-HNO-Klinik
Konstanty-Gutschow-Straße 8
D-30625 Hannover

Prof. Dr. med. H. Feldmann
Universitäts-HNO-Klinik
Kardinal-von-Galen-Ring 10
D-48149 Münster

Prof. Dr. med. C. T. Haid
Universitäts-HNO-Klinik
Waldstraße 1
D-91054 Erlangen

Prof. Dr. med. K.-F. Hamann
Universitäts-HNO-Klinik
Ismaninger Straße 22
D-81675 München

Prof. Dr. med. B. Hofferberth
Chefarzt der Abt. für Neurologie
und Klinische Neurophysiologie
Krankenhaus Lindenbrunn
Lindenbrunn 1
D-31863 Coppenbrügge

Prof. Dr. med. M. Hülse
Abt. Phoniatrie, Pädaudiologie
Otoneurologie
Klinikum der Stadt Mannheim
Theodor-Kutzer-Ufer
D-68167 Mannheim

Prof. Dr. T. Lenarz
Direktor der Klinik und Poliklinik
für HNO-Heilkunde
Universität Hannover
Konstanty-Gutschow-Straße 8
D-30625 Hannover

Prof. Dr. med. E. Most
Chefarzt der Medizinischen Klinik
St.-Vincenz-Krankenhaus
Am Busdorf 2 – 4 a
D-33098 Paderborn

Dr. med. M. Nieschalk
Universitäts-HNO-Klinik
Kardinal-von-Galen-Ring 10
D-48149 Münster

Dr. med. N. Reicke
Hals-Nasen-Ohrenarzt
Gymnasialstraße 8
D-53545 Linz

Prof. Dr. med. G. Stange
Direktor der Hals-Nasen-Ohrenklinik
am Städtischen Klinikum Karlsruhe
Moltkestraße 14
D-76133 Karlsruhe

Prof. Dr. med. W. Stoll
Direktor der Klinik und Poliklinik
für Hals-Nasen-Ohrenheilkunde
der Universität Münster
Kardinal-von-Galen-Ring 10
D-48149 Münster

Prof. Dr. med. M. Westhofen
Universitäts-HNO-Klinik
Martinistraße 52
D-20251 Hamburg

Pathophysiologie peripher- und zentral-vestibulärer Erkrankungen

B. Hofferberth, Coppenbrügge

Schwindel – ein vielseitiges Symptom

In seinem Lehrbuch aus dem Jahre 1894 bezeichnet Oppenheim den Schwindel als ein Symptom von geringem diagnostischen Wert. Er schreibt:

„Aber der Umstand, daß er oft das einzige oder auch das wesentliche Symptom eines krankhaften Zustandes sein kann, rechtfertigt seine Besprechung."

Schwindel als Unlustempfindung

Oppenheim definiert den Schwindel als eine Unlustempfindung, welche aus einer Störung der Beziehung unseres Körpers im Raum entspringt. Diese in erster Linie subjektive Empfindung trifft auf verschiedene Situationen zu, bei denen unsere Patienten über Schwindel klagen.

Technisch gesprochen, erhält das zentrale Nervensystem von verschiedenen Meßfühlern Informationen über die Lage des Körpers im Raum. Neben dem vestibulären System, also dem Gleichgewichtssystem, gibt es noch das optische und das propriozeptive System. Informationen, die über die Augen zum Gehirn gelangen, werden von diesem auch für die Lagebestimmung des Körpers im Raum genutzt. Über die in den Muskelsehnen und Gelenken angeordneten Dehnungsrezeptoren erhält das zentrale Nervensystem Informationen über die jeweilige Lage einer Extremität im Raum. Allein für den aufrechten Gang eines Menschen ist ein laufender Informations-Input aus allen drei genannten Systemen notwendig.

Informations-Input aus drei Systemen

Zu Schwindel und vegetativen Symptomen, wie Übelkeit und Erbrechen, kommt es immer dann, wenn die aus den verschiedenen Systemen eingehenden Informationen nicht übereinstimmen.

Es hat sich eingebürgert, das ganz allgemeine Symptom Schwindel in systematischen oder vestibulären und den asystematischen oder nichtvestibulären Schwindel zu unterteilen (Tab. 1). Dabei geht der systematische Schwindel immer mit einer Bewegungsempfindung einher.

systematischer Schwindel immer mit Bewegungsempfindung

Die Erkrankungen des vestibulären Systems werden in peripher-pathologische und zentral-pathologische Affektionen unterschieden. Zum peripheren-vestibulären System gehört das Labyrinthorgan und seine Verbindung zum Hirnstamm, der Pars vestibularis des VIII. Hirnnerven. Zum zentral-vestibulären System (Abb. 1) zählen die Vestibulariskerne im Hirnstamm und alle von ihnen wegführenden und zu ihnen hinziehenden Bahnsysteme. Während die Erkrankungen des peripheren Gleichgewichtssystems diagnostisch und therapeutisch in das Fachgebiet der Hals-Nasen-Ohren-Heilkunde fallen, stellen die am Pars vestibularis wachsenden Akustikusneurinome sozusagen schon ein interdisziplinäres Problem dar, und die Erkrankungen der zentral-vestibulären Strukturen fallen in das Fachgebiet der Neurologie.

Die Erkrankungen der zentral-vestibulären Strukturen

akute und chronische Affektionen

Die zentral-vestibulären Erkrankungen lassen sich in akute und chronische Affektionen unterteilen. Bei all diesen Erkrankungen ist die Intensität des resultie-

Tabelle 1. Die Einteilung des Schwindels

Systematischer Schwindel
– Drehschwindel
– Schwankschwindel
– Liftschwindel
Asystematischer Schwindel

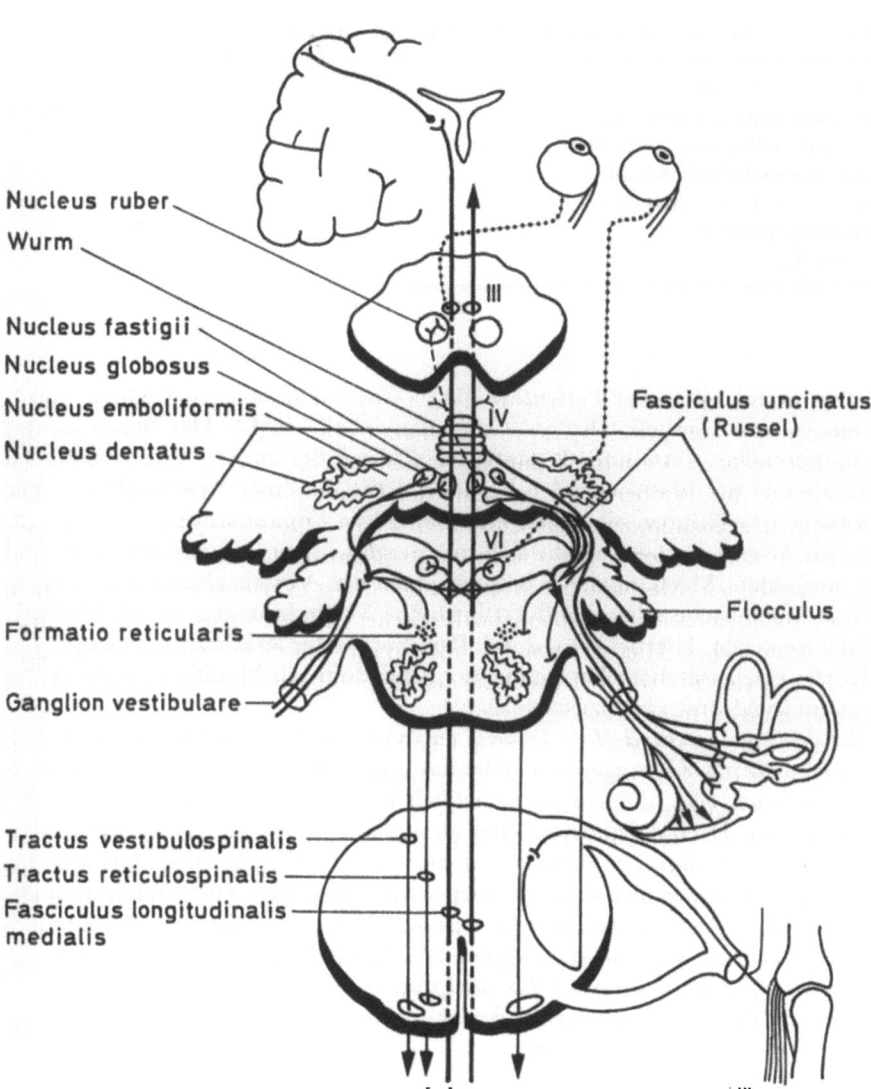

Abb. 1. Anatomie des zentral-vestibulären Systems

Tabelle 2. Die akuten zentral-vestibulären Erkrankungen

Vertebrobasiläre Insuffizienz
Zentralbedingter Schwindel nach Schädel-Hirn-Traumen
Entzündliche Hirnstammprozesse
Schläfenlappenepilepsie, Schwindel als epileptisches Äquivalent
Tumoren der hinteren Schädelgrube

renden Schwindels einerseits durch das Entwicklungstempo des Grundleidens geprägt und zeigt zum anderen eine umgekehrte Proportionalität zur räumlichen Entfernung zwischen Läsionsort und vestibulärer Kernformation. Die akuten zentral-vestibulären Erkrankungen sind in der Tab. 2 aufgeführt.

Die *vertebrobasiläre Insuffizienz* ist ein Syndrom, das in der Neurologie häufiger angetroffen wird. Wie aus mehreren größeren Statistiken hervorgeht, wird diese

vertebrobasiläre Insuffizienz

Tabelle 3. Die chronischen zentral-vestibulären Erkrankungen

Degenerative HWS-Veränderungen, basiläre Impression
Encephalomyelitis disseminata
Stoffwechselbedingte dystrophische Prozesse
Olivoponto-cerebelläre Atrophie
Spinocerebelläre Heredoataxie
Pseudobulbärparalyse
Syringobulbie

Diagnose bei ca. 5% aller Patienten, die in einer neurologischen Klinik aufgenommen werden, gestellt (Kayser-Gatchalian et al., 1976). Das Syndrom der intermittierenden Vertebralis-Basilaris-Insuffizienz beruht im fortgeschrittenen Lebensalter in der überwiegenden Zahl der Fälle auf einer Arteriosklerose. Die sklerotischen Gefäßprozesse stellen eine besondere Organmanifestation der allgemeinen Arteriosklerose dar, die sich mit zunehmendem Lebensalter mehr und mehr ausbildet. Mechanische Kompressionen der Vertebralisarterien können durch spondylotische oder spondylarthrotische Veränderungen an der Halswirbelsäule entstehen. Hierbei kann durch Rotations- oder Reklinationsbewegungen des Kopfes eine zusätzliche Drosselung der Blutzufuhr mit Manifestationen akuter Hirnstammsyndrome provoziert werden.

Hirnstammkontusionen
entzündliche
Hirnstammerkrankungen

Der *Schwindel nach Schädel-Hirn-Traumen* entsteht durch kleine Hirnstammkontusionen oder durch Zerrungen von Hirnstammgefäßen. Seltener sind *entzündliche Hirnstammerkrankungen*, die fast ausschließlich in der Klinik gesehen werden. Bei kurzdauernden Drehschwindelanfällen ohne weitere Symptome ist differentialdiagnostisch auch daran zu denken, daß es *Schwindel als epileptisches Äquivalent* bei der Temporallappenepilepsie gibt. Hier wird eine elektroencephalographische Untersuchung unter Umständen eine weitere Abklärung erbringen. Bei Kindern stellen die *Tumoren in der hinteren Schädelgrube* die häufigste Ursache für akut auftretenden zentral-vestibulären Schwindel dar.

epileptisches Äquivalent

Tumoren in der hinteren Schädelgrube

Die eher chronisch verlaufenden Erkrankungen der zentral-vestibulären Strukturen sind in der Tab. 3 aufgeführt.

Anamnese und klinische Untersuchung beim Leitsymptom Schwindel

Bei der Diagnostik und Differentialdiagnostik der genannten Erkrankungen bedient man sich einer speziellen otoneurologischen Anamnese, bestimmter klinischer Untersuchungsmethoden und bestimmter apparativer Zusatzmethoden. Die Differenzierung zwischen systematischem und asystematischem Schwindel ist durch eine exakte und ausführliche Anamnese, auf die besonderer Wert gelegt werden sollte, in den meisten Fällen möglich. Dabei wird nach der Art des Schwindels gefragt, wodurch der Schwindel ausgelöst wird, ob vegetative Symptome wie Übelkeit, Erbrechen oder Schweißausbruch bestehen, ob Ohrensymptome oder Sehstörungen vorhanden sind, ob sich weitere Hirnnervenausfälle wie etwa Geruchs- oder Geschmacksverlust bemerkbar gemacht haben. Dann wird aber auch gefragt, ob der Patient in den letzten fünf Jahren ein größeres Schädel-Hirn-Trauma erlitten hat, ob ein Kreislaufleiden wie Hypertonus, Hypotonus, Arteriosklerose oder Herzinsuffizienz bekannt ist, ob ein Diabetes mellitus besteht oder

otoneurologische Anamnese

ein Nierenleiden vorhanden ist, um auch die wichtigsten Ursachen für den asystematischen Schwindel zu erfassen und zu dokumentieren.
Die klinischen Untersuchungsmethoden beim Leitsymptom Schwindel sind in der Tab. 4 zusammengestellt.
Die *Stimmgabelprüfungen nach Weber und Rinne* dienen zur Seitenlokalisation einer Schallempfindungsstörung. Diese Versuche sollten immer mit durchgeführt werden, da eine Läsion des Labyrinths häufig mit einer Innenohrschwerhörigkeit kombiniert ist. In der weiteren Diagnostik ersetzen diese einfachen Prüfungen natürlich nicht die genaueren audiometrischen Untersuchungen. Das Gangbild und konstante Abweichungen beim *Blindgang* geben Hinweise auf eine Störung des Gleichgewichtssystems. Leichtere Störungen können sich eventuell nur beim *Seiltänzer-Blindgang* zeigen. Beim *Romberg-Versuch* (Abb. 2) achtet man auf eine konstante Fallneigung in eine Richtung. Eine feinere Aussage bringt der sogenannte *verschärfte Romberg-Versuch*, bei dem die Füße nicht nebeneinander, sondern voreinander gestellt werden. Ein gesunder Proband sollte mindestens 15 Sekunden ohne Schwankungen oder Abweichungen in dieser Position verharren können.

konstante Abweichungen

Für die Durchführung des *Unterberger-Tretversuchs* wird der Patient aufgefordert, binnen 1 Minute 80–100mal auf der Stelle zu treten. Pathologische Abweichungen werden meist erst nach 30–50 Schritten sichtbar. Größere statistische Auswertungen haben ergeben, daß sich der Normbereich der Seitenabweichung beim Rechtshänder bis 70° nach rechts und bis 40° nach links von der Mittellinie erstreckt. Es muß betont werden, daß Abweichungen vom Normalbefund bei allen

Normbereich bis 70° nach rechts und bis 40° nach links

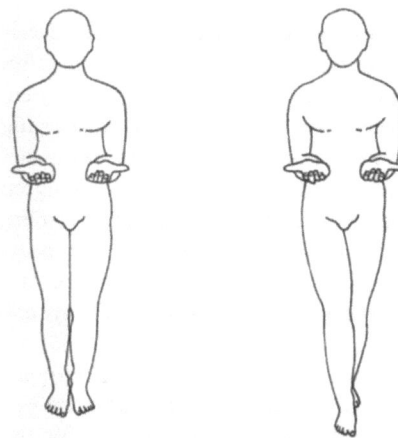

Romberg-Test   Verschärfter Romberg-Test

Abb. 2. Der Stehversuch nach Romberg

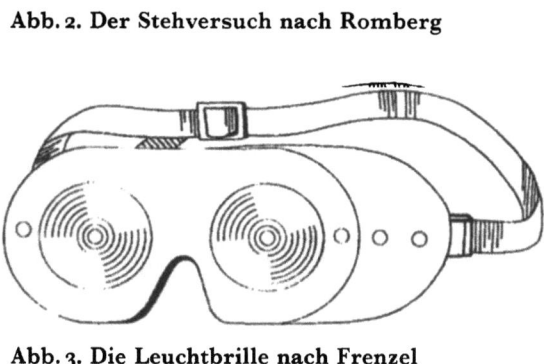

Abb. 3. Die Leuchtbrille nach Frenzel

vestibulospinalen Prüfungen nicht unbedingt ihre Ursache in Störungen des Gleichgewichtssystems haben müssen. Störungen der Tiefensensibilität und latente Hemiparesen können bei diesen Untersuchungen auch zu pathologischen Befunden führen.

Spontannystagmus

Die *Frenzel-Brille* ist ein wesentliches Hilfsmittel bei der Erkennung otoneurologischer Erkrankungen (Abb. 3). Sie gestattet in vielen Fällen die Aufdeckung von Koordinationsstörungen der Augen oder eines Spontannystagmus, ohne daß sofort apparative Methoden, wie etwa die Elektronystagmographie, angewandt werden müssen. Ganz besonders bei den Lagerungsprüfungen, die zur Diagnostik von latenten vestibulären Symptomen dienen, wird mit Hilfe der Frenzelbrille untersucht.

Die apparativen Untersuchungsmethoden beim Leitsymptom Schwindel

apparative Methoden

Während die einfachen klinischen Untersuchungsmethoden mit nur wenigen Hilfsmitteln praktisch überall durchgeführt werden können, bedeuten die apparativen Methoden immer einen recht großen Aufwand. Sie sind daher eher dem Speziallabor vorbehalten. Die einzelnen apparativen Methoden sind in der Tab. 4 aufgeführt.

Obwohl alle in der Tab. 4 genannten Methoden in unserem Otoneurologischen Labor zur Anwendung kommen, sei hier nur auf die wichtigste und aussagekräftigste Methode, die *Elektronystagmographie*, eingegangen (s. Seite 29). Während die Folge von langsamen und schnellen Augenbewegungen physiologischerweise dazu dient, die Gegenstände bei der Bewegung des Kopfes bzw. des Körpers im Blickfeld zu fixieren, müssen bei der experimentellen Erzeugung von Nystagmen an sich unphysiologische Methoden angewandt werden. Diese sind die Auslösung des optokinetisch erzeugten Nystagmus, des thermisch erzeugten Nystagmus, des rotatorisch erzeugten Nystagmus und in speziellen Fällen des galvanisch erzeugten Nystagmus. Da zwischen der Cornea und der Retina ein Potentialgefälle besteht, die Retina ist gegenüber der Cornea negativ geladen, kann man die Veränderungen des elektrischen Feldes bei Bewegung der Augen abgreifen und über der Zeit auch aufzeichnen. Die so entstandene Kurve nennt man das *Elektronystagmogramm (ENG)*.

Elektronystagmographie

Die Auswertung der gewonnenen Kurven geschieht nach den Kriterien: Frequenz der Nystagmen, Winkelgeschwindigkeit der langsamen Phase, Amplitude der Nystagmen und – in der Neurologie von besonderem Interesse – Koordination der Augenbewegungen. Neben der Möglichkeit der Dokumentation und damit der Möglichkeit zum Vergleichen bei späteren Verlaufsuntersuchungen, bietet das Elektronystagmogramm auch gewisse Möglichkeiten zur topologischen Diagnostik von pathologischen Prozessen im Hirnstamm. Im einzelnen ist meistens zwischen

topologische Diagnostik

Tabelle 4. Die apparativen Methoden beim Leitsymptom Schwindel

Elektronystagmographie
Elektrookulographie
Elektrogustometrie
Posturographie
frühe akustisch evozierte Potentiale

einem peripher-vestibulären und einem zentral-vestibulären Befund zu differenzieren. Bei den zentral-vestibulären Prozessen lassen sich Erkrankungen des Kleinhirns, des unteren und des oberen Hirnstamms unterscheiden.
Forschungsschwerpunkte des Otoneurologischen Labors an der hiesigen Abteilung für Neurologie sind die quantitative Analyse der Elektronystagmogramme mit Hilfe der Computeranwendung, die Bestimmung und Vermessung von raschen Augenbewegungen (Sakkaden) bei verschiedenen neurologischen Erkrankungen und die klinische und tierexperimentelle Erforschung der Augenbewegungen bei der vertebrobasilären Insuffizienz (Hofferberth, 1985).

Die Therapie des Schwindels

Der Begriff „Schwindel" bezeichnet lediglich ein Symptom und darf keineswegs einer Diagnose gleichgestellt werden. Eine antivertiginöse Behandlung vor Abklärung der kausalen Zusammenhänge bzw. vor einer ausreichenden Diagnostik stellt daher nur eine symptomatische Maßnahme dar. Durch sorgfältige Anamnese und Befunderhebung kann vor allem auch eine sinnlose antivertiginöse Behandlung bei nicht vestibulär-bedingten Störungen der räumlichen Orientierung vermieden werden. Ergeben sich Möglichkeiten zur kausalen Therapie, so erübrigt sich häufig die Gabe von rein symptomatisch wirkenden Antivertiginosa, oder sie kann auf ein Minimum reduziert werden.

kausale Zusammenhänge

kausale Therapie

Die Therapie von Schwindel sollte möglichst immer primär kausal ausgerichtet sein. Wenn dies nicht möglich ist oder der Schwindel mit seinen vegetativen Begleitsymptomen akut behandelt werden muß, stehen zur symptomatischen medikamentösen Therapie verschiedene Substanzen zur Verfügung. Nach Bumm (1978) lassen sich die Antivertiginosa, wie in Tab. 5 aufgeführt, einteilen.
Die *Antihistaminika der Benzhydrilgruppe* wirken wahrscheinlich direkt im vestibulären System durch Blockierung von spezifischen Rezeptoren (Histaminrezeptoren) an den Vestibulariskernen. Zusätzlich wirken all diese Substanzen auch zentral als Anticholinergika. Antihistaminika der Benzhydrilgruppe haben die weiteste Verbreitung gefunden. Zu nennen sind beispielhaft das Dimenhydrinat (Vomex A), das Chlorphenoxamin (Systral) und das Meclozin (Peremisin). Als Nebenwirkung aller dieser Medikamente ist Sedation und Schläfrigkeit zu beachten, worauf vor allem Verkehrsteilnehmer hingewiesen werden müssen.
Die antiemetische Wirkung der *Antihistaminika der Phenothiazingruppe* wurde schon früh beim Chlorpromazin (Megaphen) und später auch beim Promethazin (Atosil) und beim Triflupromazin (Psyquil) entdeckt. Ihre Wirkung bei den Kinetosen ist weniger ausgeprägt. Es besteht vielmehr eine spezifische Wirkung auf das chemosensible Brechzentrum in der Area postrema am Boden des IV. Ventrikels.

Tabelle 5. Einteilung der Antivertiginosa nach pharmakologischen Gesichtspunkten, geeignet für die Behandlung von zentral-vestibulären Erkrankungen

Antihistaminika der Benzhydrilgruppe
Antihistaminika der Phenothiazingruppe
Tranquilantien und Sedativa
Parasympathikolytika
Sympathikomimetika

Die Mehrzahl der Phenothiazine mit neuroleptischer Wirkung sind mehr oder weniger gut als Antivertiginosa verwendbar, wobei allerdings mehr die Wirkung auf die vegetativen Begleiterscheinungen als die eigentliche Wirkung gegen den Schwindel im Vordergrund steht.

Die *Parasympathikolytika* sind als Anticholinergika zentral wirksam. Eines der vor allem im angelsächsischen Bereich am häufigsten benutzten Antiemetika ist das Scopolamin, das bei Seekrankheiten in 70% der Fälle wirksam sein soll. Atropin gilt als weniger wirksam. Als *Sympathikomimetikum* ist das zu den Weckaminen gehörende Amphetamin, ein Psychoanaleptikum, als wirkungsvolles Medikament gegen Schwindel zu nennen. Vor gehäufter Anwendung der Amphetamine ist wegen der starken Gewöhnung und der Suchtgefahr jedoch zu warnen. Auch sind die erregenden Nebenwirkungen zu beachten.

Ein tierexperimenteller und klinischer Forschungsschwerpunkt unserer Arbeit stellt die Gabe von cerebral wirksamen Calcium-Antagonisten (Flunarizin, Nimodipin) beim zentralbedingten vaskulären Schwindel dar. Diese neueren Substanzen werden bei einem tierexperimentellen Modell der vertebrobasilären Insuffizienz wie auch bei Patienten mit den Symptomen einer intermittierenden Hirnstamm-Durchblutungsstörung angewandt (Hofferberth, 1986). Dabei läßt sich sowohl eine Hemmung der vestibulären Übertragung wie auch ein antivasokonstriktorischer Wirkmechanismus dieser Substanzen beobachten. Bei der genannten Erkrankung kommt es häufig sowohl zu einer Verbesserung der klinischen Symptomatik wie auch zu einer Normalisierung der pathologisch enthemmten Elektronystagmogramme.

Physikalische Therapie

Neben der medikamentösen Therapie beim Leitsymptom Schwindel steht eine zweite Möglichkeit der Behandlung zur Verfügung, die wegen der Vielzahl der angebotenen Medikamente in den letzten Jahren vielleicht etwas in Vergessenheit geraten ist. Eine große Bedeutung kommt in der Therapie des Schwindels den physikalischen Maßnahmen zu. Sowohl die vestibuläre Stimulation wie das Training der optischen und der tiefensensiblen Afferenzen werden durchgeführt. Voraussetzung für die optimale Nutzung von einschlägigen Gleichgewichtstrainingsprogrammen ist, den für das Training bestimmten Patienten, von Anfang an psychisch zu führen, ihn entsprechend zu motivieren und ihm auch eine adäquate Einsicht in sein für ihn ungewöhnliches Krankheitsgeschehen zu vermitteln.

Das *physikalische Trainingsprogramm* beginnt schon beim noch *liegenden Patienten*, falls dieser sich nicht aufsetzen kann. Dabei werden Augen- und Kopfbewegungen entgegen dem vorhandenen Spontannystagmus oder Drehgefühl trainiert. Beim *sitzenden Patienten* werden diese Übungen wiederholt, zusätzlich wird besonders die Vorwärtsneigung und das Aufheben von Gegenständen vom Boden geübt. Beim *stehenden Patienten* wird zusätzlich der Wechsel vom Sitzen zum Stehen mit offenen und geschlossenen Augen geübt. Die nächste Stufe stellt das *Lauftraining* dar, das vom einfachen Laufen anfangs mit offenen, später mit geschlossenen Augen über den Einbeinstand bis zum Seiltänzer-Blindgang reicht. Regelmäßige *sportliche Betätigung*, bei der rascher Wechsel der Körperstellung erforderlich ist, schließt sich an. Hier hat sich besonders das Tischtennisspielen als gleichgewichtsstabilisierendes Üben bewährt.

Eine andere wichtige und einfach durchzuführende Übung, die dem Patienten für das häusliche Training zu empfehlen ist, ist das Treten oder Laufen auf einer weichen Matratze mit offenen und später mit geschlossenen Augen. Dabei werden in abgestufter Form die optischen Afferenzen unterdrückt und die somatosensiblen Afferenzen vermindert. Mit dieser einfachen Übung kann jeder Patient zu Hause seine Gleichgewichtsfunktion trainieren.

Die Differentialtherapie des Schwindels läßt sich in drei Punkten vereinfacht zusammenfassen:

1. Beim akuten heftigen Drehschwindelanfall mit starker vegetativer Begleitsymptomatik ist die Gabe eines stark sedierenden Antihistaminikums der Phenothiazingruppe indiziert.
2. Bei länger anhaltendem, chronischem zentralen Schwindel empfiehlt sich die Gabe eines Antihistaminikums der Benzhydrilgruppe. Wird als Ursache des Schwindels eine vertebrobasiläre Insuffizienz erkannt, so kann diese heute auch mit cerebral wirksamen Calcium-Antagonisten behandelt werden.
3. Wahrscheinlich wichtigste, jedoch wegen der Vielzahl der medikamentösen Möglichkeiten in den letzten Jahren weniger beachtete Maßnahme ist die physikalische Therapie bzw. das spezielle abgestufte Gleichgewichtstraining.

Literatur

Bumm P (1978) Schwindel. In: Flügel K (Hrsg) Neurologische und psychiatrische Therapie. perimed Verlag, Erlangen

Hofferberth B (1985) Otoneurologische Befunde bei vertebrobasilärer Insuffizienz. Thieme, Stuttgart

Hofferberth B (1986) Kalziumantagonisten in der Behandlung von zerebralen Durchblutungsstörungen. Therapiewoche **36**: 4178−4184

Kayser-Gatchalian M, Kayser K, Bischoff H (1976) Die Insuffizienz der Aa. vertebralis und basilaris. Nervenarzt **47**: 562−569

Stellenwert der „klassischen Untersuchungsmethoden"

W. Stoll, Münster

Einleitung

Untersuchungen mit der Leuchtbrille Koordinationsprüfungen

In den nachfolgenden Ausführungen werden als „klassische Methoden" die **Untersuchungen mit der Leuchtbrille** und die **Koordinationsprüfungen** bezeichnet, da diese Techniken am Ende des vergangenen Jahrhunderts die Vestibularisdiagnostik mitbegründet haben.

Von Zeit zu Zeit erscheint eine Standortbestimmung angebracht, da die alten, fälschlicherweise als primitiv bezeichneten Verfahren mit modernen elektronischen Meßmethoden in Konkurrenz gesetzt werden.

Verständlicherweise ist die medizintechnische Industrie bemüht, die neurootologische Diagnostik zu perfektionieren und einer exakten Computeranalyse zu unterwerfen. *Der kritische Untersucher hat bei dieser Entwicklung bereits bemerkt, daß die feinquantitative, computergesteuerte Analyse mit einer Überflutung von Daten verbunden ist, so daß oftmals der Bezug zum klinischen Bild nicht mehr nachvollzogen werden kann und die Gefahr der Überinterpretation bzw. Fehlinterpretation vorgegeben ist.*

computergesteuerte Analyse Überflutung von Daten

Um nicht in einer solchen Entwicklung aufgerieben zu werden, sollte jeder Untersucher ein klares Konzept vor Augen haben. Dabei hat sich bewährt, die Diagnostik möglichst zweckgebunden zu betreiben (Abb. 1). Erfahrungsgemäß findet bereits nach der Erhebung der Anamnese eine wichtige Orientierung statt.

zweckgebundene Diagnostik

a) Kann der Untersucher die subjektiven Symptome nicht einordnen, so wird er eine *Ausschlußdiagnostik* betreiben, um keine schwerwiegende Erkrankung zu übersehen.

Ausschlußdiagnostik

b) Passen die genannten Symptome zu einem bestimmten Krankheitsbild, so muß der Untersucher Befunde sammeln, die seine *Verdachtsdiagnose* bestätigen.

Verdachtsdiagnose

Untersuchung mit der Leuchtbrille

Ausschaltung der Fixation

Die Leuchtbrille nach Frenzel (1925) ermöglicht eine optimale Beobachtung der Augen unter weitgehender Ausschaltung der Fixation. Die 15 Dioptrien starken Gläser haben für den Beobachter einen Lupeneffekt. Die Innenbeleuchtung der Brille führt zusätzlich zu einer reflektorischen Pupillenverengung und Unterbrechung der optischen Kontakte zur Umwelt.

Zweckgebundene Diagnostik
Verdachtsdiagnose bestätigen Ausschlußdiagnostik

Abb. 1. Merktafel: Zweckgebundene Diagnostik

Untersuchungen mit der Leuchtbrille
Spontannystagmus   **Kopfschüttelnystagmus**   **Lage-, Lagerungsnystagmus**   **Thermische Prüfung**   **Postrotatorische Reaktion**

Abb. 2. Merktafel: Untersuchung mit der Leuchtbrille

Das Untersuchungsinstrument hilft bei der Objektivierung eines Spontannystagmus bzw. bei der Fahndung nach einem Provokationsnystagmus (Abb. 2).
Bezogen auf die Differenzierung von zentral- bzw. peripher-vestibulär ausgelösten Augenbewegungen muß der Untersucher eine Vielzahl von Nystagmusformen kennen.

Vielzahl von Nystagmusformen

Wesentliche Vorteile der Leuchtbrillenuntersuchung sind die einfache Handhabung und der einfache Transport zum Patienten. Aus diesen Fakten ergeben sich unverzichtbare Indikationen für die Anwendung der Leuchtbrille:

- Untersuchung am Krankenbett.
- Untersuchung während einer akuten Vestibularisstörung (z. B. Menière'scher Anfall, Neuropathia vestibularis), wenn eine umfangreiche Diagnostik nicht mehr zumutbar ist.
- Provokationstests mit raschem Wechsel von Kopf- und Körperhaltung.
- Rasche, zeitsparende Verlaufskontrolle.

Der Wert der Leuchtbrille im Rahmen der Telemetrie-ENG wird von Haid vorgestellt (s. S. 14 und 29).
Ohne Konkurrenz ist die Leuchtbrille nach wie vor bei der Suche nach einem *positiven Fistelsymptom*, wenn otoskopisch der Verdacht auf eine Labyrintharrosion durch ein Cholesteatum oder einen anderen Tumor besteht.
*Auch die Diagnose eines **benignen paroxysmalen Lage- bzw. Lagerungsschwindels** ist am einfachsten mit der Leuchtbrille zu stellen.*

positives Fistelsymptom benigner paroxysmaler Lage- bzw. Lagerungsschwindel

Kasuistik

Eine Falldarstellung aus dem Katalog der Schlichtungsstelle belegt, daß die häufige Korrelation von Schwindel und Spontannystagmus bei peripheren vestibulären Erkrankungen nicht zu dem Schluß führen darf, daß bei fehlendem Spontannystagmus kein peripherer Schwindel vorliege. So hat ein Kollege nach Steigbügeloperation die Schwindelbeschwerden einer Patientin als psychosomatisch eingestuft, da sie postoperativ keinen Spontannystagmus hatte. Erst einige Wochen später, nachdem die Innenohrleistung abgefallen war, wurde eine Revisions-Operation durchgeführt und der Nachweis einer Fistel im runden Fensterbereich gesichert.

Zu dieser Kasuistik ist kritisch anzumerken, daß jeder Ohrchirurg bei postoperativen Schwindelbeschwerden primär an ein peripher vestibuläres Geschehen im Operationsgebiet denken muß. Persistieren die Schwindelbeschwerden länger als eine Woche, so ist differentialdiagnostisch eine Perilymphfistel — gerade nach Steigbügeloperationen — in Erwägung zu ziehen. Oftmals läßt sich durch einfache Seitenlagerung bei diesen Fällen ein Provokationsnystagmus passager auslösen. Wir sprechen dann von einem positiven Fenster-Fistel-Symptom (Stoll 1987).
Am häufigsten dürften die postoperativen Schwindelbeschwerden nach Steigbügeloperationen auf eine Otolithenirritation zurückzuführen sein, die sich mitunter kaum vermeiden läßt. Sind die Beschwerden nicht rückläufig, so muß auch an eine zu lange Prothese bzw. an einen schwimmenden Fußplattenrest gedacht werden.

Perilymphfistel

positives Fenster-Fistel-Symptom Otolithenirritation

Im vorliegenden Fall hat letztlich die Audiometrie den Weg zur Revisions-Operation gezeigt. Dies bestätigt die Notwendigkeit, die Vestibularisdiagnostik peripherer Störungen stets mit audiometrischen Untersuchungen zu ergänzen.
Zur Entlastung der Kollegen, die sich nur schwer zur Revisions-Operation entscheiden konnten, muß eingeräumt werden, daß feine Läsionen wie eine Perilymphfistel im Fensterbereich auch durch keine aufwendige Untersuchungstechnik im Sinne einer Elektronystagmographie etc. hätte aufgedeckt werden können.
Als Resümee dieser Falldarstellung empfehlen wir, die Patienten in kurzfristigen

Audiometrie

Abständen zu kontrollieren und die Indikation zur Revisionsoperation bei persistierenden Schwindelbeschwerden großzügig zu stellen.

Elektronystagmographie (ENG)

Verlaufskontrolle
Differenzierung
Typisierung

Das ENG dient der Dokumentation und Verlaufskontrolle peripher vestibulärer Erkrankungen, der Differenzierung von zentralen und peripheren Schwindelbeschwerden, der Typisierung verschiedener Nystagmusformen und der Objektivierung von Kompensationsvorgängen. Fernerhin sind Untersuchungen im abgedunkelten Raum bei geschlossenen Augen, d.h. ohne optische Störeinflüsse, möglich. Hierdurch können auch feinste latente Nystagmen aufgedeckt werden. Die graphische Aufzeichnung bietet eine große Auswahl von Beurteilungskriterien, die insbesondere für die zunehmend elektronisch gesteuerte Auswertung von Bedeutung sind.

latente Nystagmen

Auch die rotatorischen Prüfungen mit Aufzeichnung der per- und postrotatorischen Reaktion sind an eine ENG-Technik gebunden.

Die *thermische Erregbarkeitsprüfung* läßt sich ebenfalls im Elektronystagmogramm sehr exakt erfassen. Selbst eine computergesteuerte ENG-Analyse übersteigt aber nicht die Aussagekraft einer handgesteuerten bzw. unter der Leuchtbrille ausgewerteten Nystagmusfrequenzbestimmung.

	Frenzel-Brille	ENG
Dokumentation	subjektiv	objektiv
Untersuchungsbedingungen	optische Einflüsse nicht ganz auszuschließen	keine optischen Einflüsse
Nystagmusrichtung	+	+
Nystagmusfrequenz	+	+
Nystagmusdauer	+	+
Nystagmusamplitude	halbquantitativ	quantitativ
Winkelgeschwindigkeit der langsamen Phase	∅	+
Gesamtamplitude	∅	+
Thermische Reaktion	+	+
Perrotatorische Reaktion	∅	+
Postrotatorische Reaktion	+	+
Kopfschüttelnystagmus	+	∅
Lage- und Lagerungsnystagmus	+	weniger geeignet
Zervikalnystagmus	+	+
Angeborene Nystagmusformen (Sakkaden)	∅/o	+
Spontane Augenbewegungen	∅/+	+
Optokinetischer Nystagmus	∅	+
Technischer Aufwand	gering	hoch
Störanfälligkeit	gering	relativ hoch
Erfahrung des Untersuchers	erforderlich	erforderlich

+ = exakt zu bestimmen
∅ = nicht zu bestimmen

Abb. 3. Frenzel-Brille und ENG im direkten Vergleich

Untersuchungsziel
Objektivierung vestibulärer Störungen Bestimmung des physiologischen Defizites Topodiagnostik der Störung

Abb. 4. Merktafel: Untersuchungsziele

Die Interpretation der *optokinetischen Prüfung dient* dem HNO-Arzt in erster Linie zur Differentialdiagnostik. Die Störungen im optokinetischen Bereich liegen nämlich im retinooculären Reflexbogen (Asymmetrie, Dysmetrie, Ermüdung der Augenbewegungen etc.). Großhirnläsionen, Hirnstammläsionen, Defekte der Formatio reticularis, allgemeine Intoxikationen etc. liefern auffallende optokinetische Störungen, die aber unter Umständen kaum von Kurven zu unterscheiden sind, die einzig und allein durch Ermüdung oder Aufregung bzw. Nervosität produziert werden. Die Feststellung, daß optokinetische Störungen keine spezifische Aussagekraft haben, belegt die Notwendigkeit, das klinische Gesamtbild stets im Auge zu behalten und die endgültige Diagnose aus vielen Mosaiksteinen zusammenzusetzen.

Ein Vergleich der Untersuchungsmöglichkeiten mit der Frenzel-Brille und mit dem Elektronystagmogramm ist in Abb. 3 zusammengefaßt.

Merke: Mit dem Bestreben nach Objektivierung vestibulärer Störungen ist das Untersuchungsziel bei vielen Vorgängen noch *nicht* erreicht, da oftmals der Nachweis des *physiologischen Defizits*, d.h. die Bestimmung des Ausmaßes der Funktionseinschränkung, gefragt ist (Abb. 4).

Quantitative Bestimmung des physiologischen Defizits

Da der Nachweis von Spontan- oder Provokationsnystagmus die Frage nach einer quantitativen Funktionsanalyse nicht beantworten kann, ist der Untersucher auf die Anwendung der *klassischen Koordinationsprüfungen* angewiesen. Unter dieser Zielsetzung ist von Interesse, welche elementaren Funktionen wie z. B. Stehen, Gehen, Zeigen, Zeichnen noch verrichtet werden können, und wie sehr der Betroffene von seiner vestibulären Störung bei der Ausübung alltäglicher Verrichtungen beeinträchtigt wird.

Zur Beantwortung dieser Frage eignen sich:

Romberg-Versuch
Unterberger-Versuch
Babinsky-Weil'scher Sterngang
Schachbrettgehen
Armabweich-, Armtonusreaktion
Finger-Nase-Versuch
Diadochokinese
Bárány'scher Zeigeversuch
Vertikaler Zeichentest etc.

(Stoll, Matz, Most 1992)

Der Nachteil dieser Untersuchungen besteht darin, daß sie in ihrer Qualität nur immer so gut angewendet werden können, wie sie der jeweilige Untersucher

optokinetische Prüfung zur Differentialdiagnostik

Ausmaß der Funktionseinschränkung

Koordinationsprüfungen

Abweichreaktionen

einzusetzen und zu interpretieren weiß. Die Testergebnisse unterliegen einer subjektiven Beurteilung, die Untersuchungsbedingungen sind nicht standardisiert. Bezüglich der Abweichreaktionen besteht eine hohe individuelle Streubreite, und die meisten Untersuchungen sind nicht delegierbar. Diese Nachteile haben dazu geführt, daß diese Untersuchungstechniken Studenten und Assistenzärzten kaum noch zuverlässig beigebracht werden. Unberechtigterweise sank auf diese Weise der Stellenwert der genannten Methoden.

Durch elektronische Meßtechniken wurden Verfahren eingeführt, die zum Teil die Koordinationsprüfungen zu objektiven Meßmethoden erhoben. Dazu zählen die Posturographie, die Kraniokorpographie nach Claussen und auch die Equilibrimetrie nach Nashner.

Posturographie

Am eindrucksvollsten hat sich die Objektivierung des Romberg'schen Stehversuches mit Hilfe der Posturographie in der Neurootologie etabliert. Dies mag z. T. auch darauf zurückzuführen sein, daß finanziell erschwingbare und einfach zu bedienende Techniken im Handel zur Verfügung stehen.

Über den Kippbühnen-Stehtest (Stoll 1982), der das Stehvermögen unter verschieden schweren Bedingungen abtastet, soll an dieser Stelle nicht weiter berichtet werden. Die neuesten Forschungen in der Univ.-HNO-Klinik Münster belaufen sich auf zwei Schwerpunkte. Zum einen wird die Posturographie ähnlich, wie wir es mit unseren thermischen Erregbarkeitsprüfungen vorgenommen haben, standardisiert, wobei vor allem die Streubreite der Schwankungen in die Beurteilung mit eingeht (Nieschalk, 1993) (Abb. 5).

Zur verbesserten Auswertung werden die Flächen über und unter der elektronischen Nullinie durch Integrieren ermittelt und aufaddiert. Auf diese Weise lassen sich für Normalpersonen Punktwolken ermitteln, die das Stehvermögen dokumentieren und den „normalen Schwankungsbereich" aufzeichnen.

Schwankungsbereich Einbeziehung der Interquantilbereiche

Unter Einbeziehung der Interquantilbereiche 95% ergeben sich somit Möglichkeiten, das Schwankungsverhalten als auffallend oder sicher pathologisch zu bezeichnen (Abb. 6). Außerdem lassen sich mit dieser Technik Verlaufskontrollen besser beurteilen.

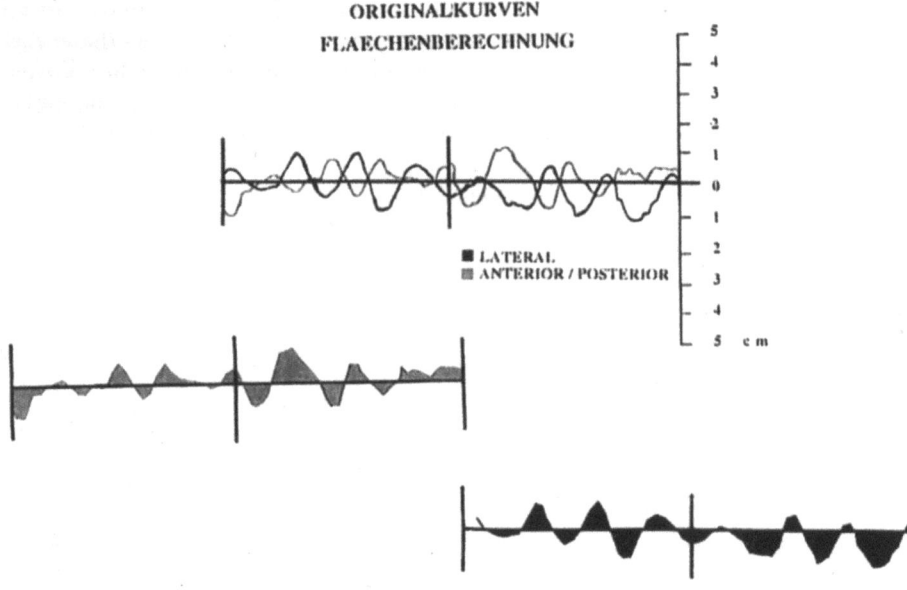

Abb. 5. Integration der Schwankungen über und unter der elektronischen Nullinie

ROMBERG AUGEN AUF

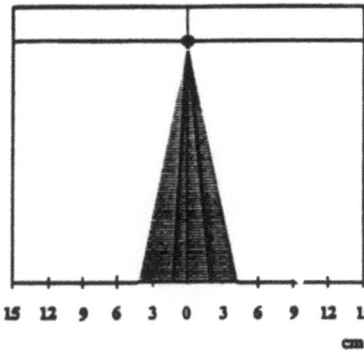 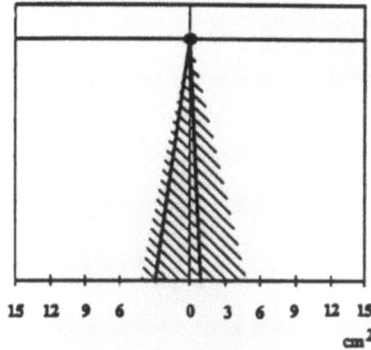

ROMBERG AUGEN ZU

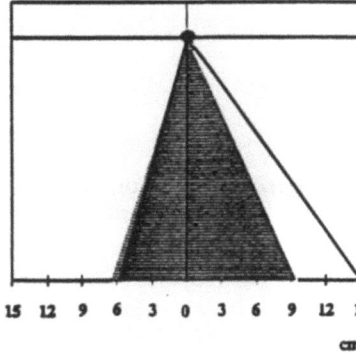 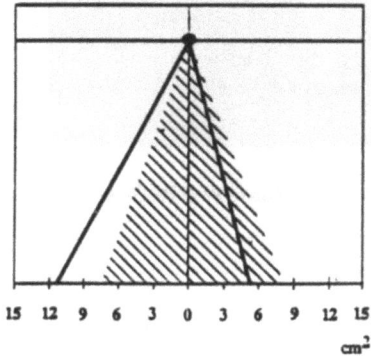

Abb. 6. Schema zur Dokumentation mit Interquantilbereichen

Reflexolfaktometrie

Kliniken, die sich intensiv mit der Begutachtung befassen, sind natürlich auch froh, wenn sich neue Möglichkeiten zeigen, um Simulationen aufzudecken. Diesbezüglich hat die posturographische Registrierung von Geruchsreaktionen (Delank, Nieschalk, 1993) eine sehr wichtige Erkenntnis gebracht (Abb. 7). Im Rahmen der Reflexolfaktometrie befindet sich diese Methode in guter Gesellschaft bewährter und in der Literatur eingebrachter Verfahren. Die nachfolgenden Bilder demonstrieren sehr eindrucksvoll, daß bei Anosmie das Darbieten von olfaktorischen Reizstoffen (Vanillin, Essig) keinerlei Reaktion auf das Stehvermögen hat, daß aber bei Anbieten von Trigeminusreizstoffen sofort eine Reaktion abzuleiten ist, die unter Bezugnahme auf die Evolution des Menschen sicherlich noch als versteckter Fluchtreflex anzusehen ist. Im Vergleich von Normosmikern und Anosmikern ist der Unterschied bezüglich der Reizantwort signifikant (Abb. 8–10).

posturographische Registrierung von Geruchsreaktionen

Die vorgetragenen Untersuchungsergebnisse sollten dazu anregen, die „klassischen Koordinationsprüfungen" auf keinen Fall zu vernachlässigen und als veraltet abzuqualifizieren. Gerade die zuletzt vorgestellten Untersuchungstechniken lassen erkennen, daß der Stellenwert in der Beurteilung der vestibulospinalen Reaktionen

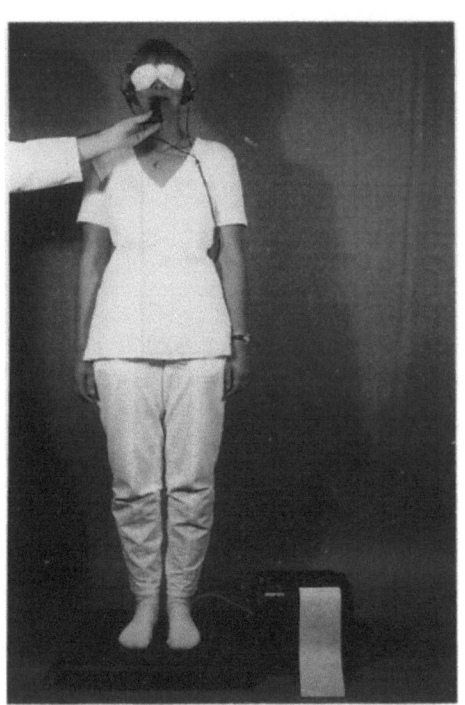

Abb. 7. Versuchsaufbau zur Reflexolfaktometrie mit Hilfe der Posturographie

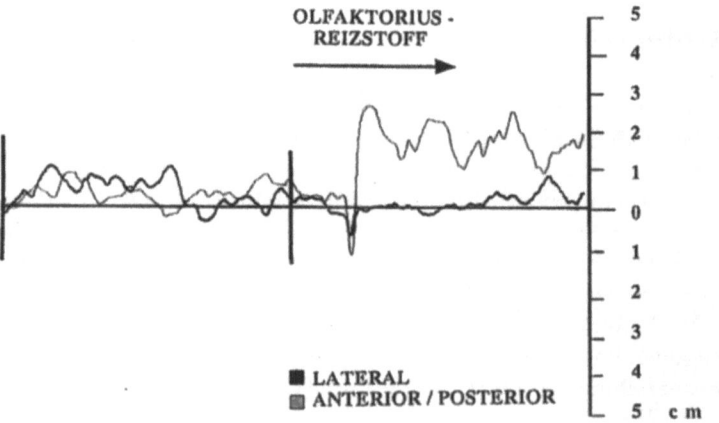

Abb. 8. Normosmiker: Deutliche Reizantwort auf olfaktorischen Reizstoff

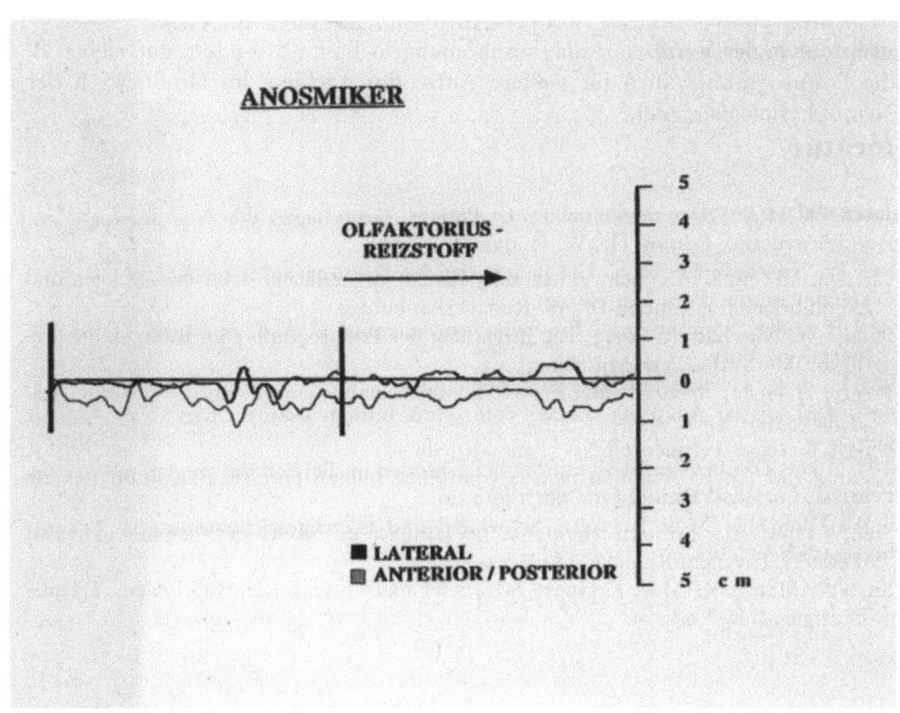

Abb. 9. Anosmiker: Keine Antwort auf olfaktorischen Reiz

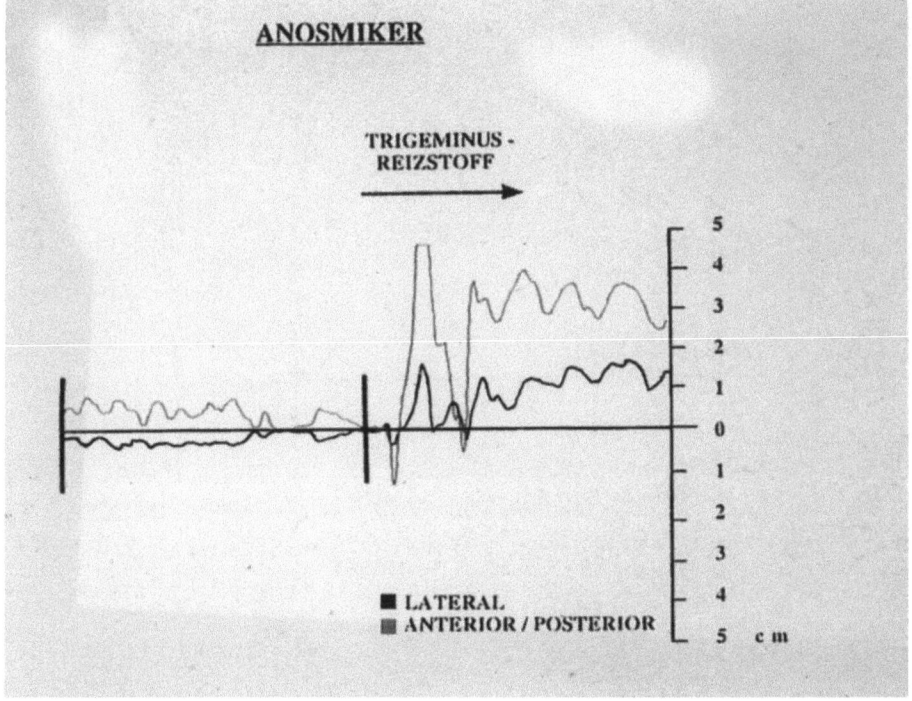

Abb. 10. Anosmiker: Deutliche Reizantwort auf Trigeminusreizstoffe

nicht nur in der Vestibularisdiagnostik unangefochten ist, sondern daß sich z. B. die Posturographie auch für weitere Anwendungsgebiete im Großbereich der Neurophysiologie eignet.

Literatur

Claussen CF (1986) Der schwindelkranke Patient. Grundlagen der Neurootologie und Äquilibriometrie. Edition Dr. W. Rudat, Hamburg

Delank W, Nieschalk M (1993) Die Bedeutung der Posturographie im Rahmen der Reflexolfaktometrie (Pers. Mitteilung)

Frenzel H (1982) Spontan- und Provokationsnystagmus, 2. Aufl. Springer, Berlin-Heidelberg-New York

Haid CT (1993) Telemetric ENG (Pers. Mitteilung)

Nashner LM (1976) Adaption reflexes controlling human posture. Exp Brain Res **26**: 59–72

Stoll W (1987) Das Fensterfistelsymptom bei Läsionen im Bereich des runden und ovalen Fensters. Laryngol Rhinol Otol **66**: 139–142

Stoll W, Matz DR, Most E (1992) Schwindel und Gleichgewichtsstörungen. Thieme, Stuttgart-New York

Vestibularisdiagnostik bei Patienten mit Schwindel und Gleichgewichtsstörungen unter besonderer Berücksichtigung der Telemetrie-ENG

C. T. Haid, S. R. Wolf, D. Watermeier, M. Berg, Erlangen

Einleitung

Der HNO-Arzt, Neurologe, Neurochirurg, Ophthalmologe, Orthopäde, Pädiater, Internist, Allgemeinarzt, egal ob in der Praxis oder in der Klinik, wird täglich mit Patienten konfrontiert, die über mehr oder weniger ausgeprägtes Schwindelgefühl klagen. Meist stellt sich als Ursache dieses Symptoms erfreulicherweise eine ungefährliche, aber doch in ihren Auswirkungen lästige Erkrankung heraus. Es kann sich aber hinter dem Symptom Schwindel auch eine ernste Erkrankung verbergen. Die Gleichgewichtsprüfung (Vestibularisprüfung) liefert wertvolle Informationen zur Aufdeckung von Schwindelerkrankungen.

Notwendige Voruntersuchungen

Vor einer Gleichgewichtsuntersuchung sind Voruntersuchungen notwendig:

A) HNO-Spiegeluntersuchung (Beurteilung des Trommelfells zum Ausschluß, z. B. einer Otitis media acuta oder chronica, Grippeotitis, Zoster oticus oder Glomustumor als mögliche Ursache des Schwindels).
B) Audiologische Untersuchung: (a) Tonschwellenaudiogramm, (b) gegebenenfalls überschwellige Audiometrie und Hirnstammaudiometrie.
C) Röntgenuntersuchung: (a) Nasennebenhöhlenaufnahme zum Ausschluß eines sinugenen Schwindels (Haid, 1990), (b) gegebenenfalls spezielle Felsenbeinaufnahmen wie Stenvers und Schüller.

Indikationen zur Vestibularisprüfung

Die Indikationen zur Durchführung einer Gleichgewichtsprüfung liegen vor bei:

a) Patienten mit systematischem Schwindel und/oder Gleichgewichtsstörungen
b) Patienten mit einseitigem sensorineuralen Hörverlust
c) Erkrankungen mit röntgenologischer Seitendifferenz der inneren Gehörgänge
d) zur Überprüfung der Gleichgewichtsorgane (Pilot, Hochkranführer, Taucher sowie unmittelbar vor, während und nach Gabe von ototoxischen Medikamenten)
e) Schädeltrauma oder peripherer Fazialisparese, etc.

Zweck der Vestibularisprüfung

Die aus mehreren Teiluntersuchungen bestehende Vestibularisprüfung dient:

a) zum Nachweis einer vestibulären Erkrankung (bei Vorliegen eines pathologischen Nystagmus oder pathologischer Reaktion eines experimentell erzeugten Nystagmus)
b) zur Differenzierung einer vestibulären Läsion (Tab. 1) in
   - peripher-vestibuläre Störung oder
   - zentral-vestibuläre Störung oder
   - Kombination von zentral- und peripher-vestibulärer Störung
c) zur Topodiagnostik
d) zur Indikation von speziellen Untersuchungsverfahren wie CT oder Kernspintomographie
e) zur Differentialdiagnostik (aus Vestibularisbefunden sowie Berücksichtigung aller vorliegenden Untersuchungsergebnisse)
f) zur Erkennung der Prognose, zur Feststellung der „Schwere" der vestibulären Erkrankung und der Therapiemöglichkeiten.

Tabelle 1. Beispiele für pathologische Vestibularisbefunde als Hinweis für eine peripher- oder zentral-vestibuläre Läsion (Haid, 1990)

Peripher	Zentral
1. *Anamnese:* Schwindelart: systematischer Schwindel (Drehschwindel, Fallneigung etc.)	unsystematischer Schwindel (Betrunken- oder Benommenheitsgefühl) oder systematischer Schwindel oder Gleichgewichtsstörung
Schwindelform: akuter intensiver Dauerschwindel (mit typischen Stadien), Anfallsschwindel (Reizstadium, Intervallstadium), Lage- oder Lagerungsschwindel, chronischer Schwindel	chronischer Schwindel, schwacher Dauerschwindel, Lage- oder Lagerungsschwindel (ohne typische Stadien)
2. *Spontannystagmus:* meist horizontal-rotierend, Intensität korrelierend zum subjektiven Schwindelgefühl, mit großer Intensität und von richtungsbestimmtem Charakter im akuten Stadium	vorwiegend horizontal, vertikal, rotierend, dissoziiert, Sonderformen von Spontannystagmus (Nystagmus alternans, Rebound-Nystagmus, Nystagmus retractorius, Konvergenz-Nystagmus, See-saw-nystagmus), erworbener Pendelnystagmus, Sonderformen von Augenbewegungen (macro square wave jerks, Kippdeviationen, Blickmyoklonien, Opsoklonus, ocular bobbing), Intensität und subjektives Schwindelgefühl oft nicht korrelierend D. D.: okulärer Nystagmus
3. *Blickrichtungsnystagmus:* nicht vorhanden (Spontannystagmus nur in eine horizontale Richtung)	regellos oder regelmäßig
4. *Nackenreflex:* intakt	in besonderen Fällen pathologisch gestört
5. *Blickmotorik:* intakt (Ausnahme: Überlagerung eines intensiven Spontannystagmus)	oft pathologisch gestört
6. *Lageprüfung:* falls persistierender oder transitorischer Nystagmus, meist richtungsbestimmt, als benigner paroxysmaler Lagerungsnystagmus richtungswechselnd	falls persistierender oder transitorischer Nystagmus, meist richtungswechselnd
7. *Hirnnervenfunktionsprüfung:* bis auf N. VIII (und ggf. N. VII) sonst keine neurologischen Störungen	Läsionen von Hirnnerven möglich
8. *Vestibulo-spinale Reaktionen:* Falltendenz oder Drehtendenz (beeinflußbar durch Kopfdrehung)	Unsicherheit, Drehtendenz, Gleichgewichtsstörung (statische oder dynamische Ataxie, nicht beeinflußbar durch Kopfdrehung)
9. *Pendelstuhl oder Rotationsprüfung:* Richtungsüberwiegen des Nystagmus oder symmetrische Rechts- und Linksnystagmusausschläge	zentrale Nystagmusschrift, erhöhte Schlagzahl, Dysrhythmien, Richtungsüberwiegen oder symmetrische Nystagmusausschläge

Tabelle 1 (Fortsetzung)

Peripher	Zentral
10. *Kalorische Prüfung:* Ausfall-, Unterfunktion- oder Reizlabyrinth meist einseitig, manchmal auf beiden Seiten, Richtungsüberwiegen des Nystagmus, normale Erregbarkeit, Fixationssuppression nicht gestört	Enthemmung bzw. Übererregbarkeit, Richtungsüberwiegen des Nystagmus, normale Erregbarkeit, paradoxe Nystagmusrichtung (Perversion), gestörte Fixationssuppression möglich

Schwindelanamnese

Einen sehr wichtigen Beitrag zur Diagnose von Erkrankungen mit Schwindel und Gleichgewichtsstörungen (Tab. 2 – 4) liefert die Schwindelanamnese.
Es ist notwendig zu fragen nach:

a) Beginn des Schwindels;
b) Schwindelart, z. B. Dreh-, Schwank-, Liftschwindel, Fallneigung, mit oder ohne vegetative Begleitsymptomatik als Klassifikation des sog. systematischen Schwindels mit Angaben des Patienten über echte Scheinbewegungen oder Unsicherheitsgefühl; Betrunkenheitsgefühl, Augenflimmern oder Ohnmachtsschwindel als Klassifikation des unsystematischen Schwindels; Unsicherheitsgefühl kann auch als systematischer Schwindel klassifiziert werden;

Tabelle 2. Erkrankungen mit Schwindel und Gleichgewichtsstörungen mit peripher-vestibulärer Läsion

Endorgan:
- Cochleo-vestibuläre Insuffizienz (z. B. akut, chronisch)
- M. Menière
- Felsenbeintumor (z. B. Cholesteatom, Osteom, Neurinom, Sarkom, Karzinom)
- Commotio labyrinthi
- Felsenbeinosteomyelitis
- Labyrinthfistel
- Labyrinthitis diffusa
- Cupulolithiasis
- Perilymphfistel
- Ototoxische Medikamente
- Neuropathia vestibularis (= Neuritis vestibularis)
- Glomus-tympanicum-Tumor
- Zoster oticus
- Otosklerose
- Äthylalkohol

Innerer Gehörgang:
- Otobasale Fraktur
- Intrameataler Tumor (z. B. Akustikusneurinom, Hämangiom)
- Zoster oticus
- Otobasale Meningitis
- Arachnoiditis als Ursache einer cochleo-vestibulären Insuffizienz
- Neuropathia vestibularis

Tabelle 3. Erkrankungen mit Schwindel und Gleichgewichtsstörungen mit zentral-vestibulärer Läsion

Stammhirn und Kleinhirnbrückenwinkel
- Meningo-Enzephalitis
- Stammhirninfarkt
- Stammhirnkontusion
- Stammhirnblutung
- Kleinhirnbrückenwinkeltumor (z. B. Akustikusneurinom, Meningeom)
- Tumoren der hinteren Schädelgrube
- Enzephalomyelitis disseminata
- Vertebralis-Basilaris-Insuffizienz
- Wallenberg-Syndrom

Großhirn
- Fernwirkung oder direkte Schädigung von höher zentral gelegenen vestibulären Projektionsfeldern
- Tumor
- Hirnblutung
- Apoplektischer Insult
- Temporalhirnabszeß
- Epilepsie
- Toxische Schädigung

Kleinhirn
- Zerebellitis
- Kleinhirntumor
- Friedreich-Ataxie
- Kleinhirnabszeß
- Kleinhirnkontusion
- Kleinhirninfarkt
- Kleinhirnblutung
- Äthylalkohol

Zervikal
- HWS-Syndrom
- Basiläre Impression
- HWS-Schleudertrauma
- Durchblutungsstörungen von A. vertebralis und/oder A. carotis
- Syringomyelie

c) Schwindelhäufigkeit (täglich, wöchentlich etc.), Schwindeldauer (Sekunden, Minuten, Stunden, Tage, permanent); und nach
d) provokationsauslösenden Ursachen des Schwindels, z. B. durch Kopfdrehung (als möglichem Hinweis auf einem HWS-bedingten Schwindel oder eine Vertebralis-Basilaris-Insuffizienz), nach abrupten Körperbewegungen. Beim Umdrehen oder Hinlegen im Bett oft als Zeichen einer peripher-vestibulären Läsion, oder Verstärkung des Schwindels nach Streß und Wettersturz.

Nach Formen des Schwindels werden unterschieden:

1. Dauerschwindel (akut),
2. Anfallsschwindel,
3. Lage- oder Lagerungsschwindel,
4. chronischer Schwindel.

Tabelle 4. Erkrankungen mit Schwindel und Gleichgewichtsstörungen mit peripher- und zentral-vestibulärer Läsion

- Commotio cerebri et labyrinthi
- Kleinhirnbrückenwinkeltumor (z. B. großes Akustikusneurinom)
- Meningo-Enzephalitis, Otogener Hirnabszeß
- Polyneuropathie
- Äthylalkohol, Inhalationsstoffe, Chemotherapeutika, Nikotin
- Gasparini Syndrom
- (Vertebralis-Basilaris-Insuffizienz)

systematischer Schwindel plötzlich einsetzend

Erkrankte mit akutem Dauerschwindel klagen meist über einen plötzlich einsetzenden, intensiven und systematischen Schwindel, der allmählich nach Tagen bis Wochen an Intensität abnimmt (z. B. Patienten mit einem akuten einseitigen Labyrinthausfall wie bei der Neuropathia vestibularis oder unmittelbar nach einer einseitigen Neurektomie des N. vestibularis). Personen mit einem sog. Anfalls- oder Attackenschwindel berichten über einen schlagartig und intensiv einsetzenden Schwindel, häufig verbunden mit vegetativer Begleitsymptomatik, der in unterschiedlichen Intervallen (täglich, wöchentlich, etc.) und mit unterschiedlicher Dauer (Minuten, Stunden) auftreten kann. Ein Paradebeispiel hierfür ist M. Menière.

vegetative Begleitsymptomatik

M. Menière

Personen mit einem Lage- oder Lagerungsschwindel verspüren einen mehr oder weniger ausgeprägten Schwindel mit oder ohne Nystagmus durch Einnehmen einer langsamen (statischen) Position (z. B. bei Mangeldurchblutung des Stammhirns oder bei Tumoren in der hinteren Schädelgrube) oder durch eine schnelle (kinetische) Lagerung (z. B. bei Labyrinthfistel, nach einem Ohreingriff wie Stapedektomie, nach Schädeltrauma mit Absprengung von Otolithenteilchen wie bei der Cupulolithiasis, bei zerebrovaskulärer Insuffizienz oder bei orthostatischer Dysregulationsstörung).

Vertigo kann auch als chronischer Schwindel, wie z. B. nach einer ototoxischen Labyrinthläsion, einem Kleinhirnbrückenwinkeltumor, Tumoren der hinteren Schädelgrube oder bei Personen mit reduzierter vestibulärer Kompensation, vorkommen.

audiologische und neurologische Symptome

Zu einer vollständigen „Schwindelanamnese" gehört z. B. die Befragung des Patienten nach audiologischen und neurologischen Symptomen sowie nach eventuellen Schädelverletzungen, Allgemeinerkrankungen und nach Einnahme von Genußmitteln und Medikamenten.

Nystagmus

Ein vestibulärer Nystagmus beinhaltet unwillkürliche, meist in regelmäßigen Perioden auftretende Augenbewegungen mit einer langsamen (vestibulären) und schnellen (zentralen) Phase. Die Nystagmusrichtung wird nach der schnellen Augenkomponente beurteilt. Ein Nystagmus weist mehrere unterschiedliche Parameter auf:

a) die Schlagfolge (Rucknystagmus = Schlagform des Nystagmus, Pendelnystagmus, pendelartiges Rucken, „hüpfender" Nystagmus);
b) die Schlagrichtung (streng horizontal, horizontal-rotierend, diagonal, vertikal, rein rotierend);

c) der Schlagtyp (rhythmisch, dysrhythmisch, dissoziiert);
d) das Schlagfeld;
e) die Intensität (Frequenz bzw. Schlagzahl, Winkelgeschwindigkeit der langsamen Nystagmusphase, Amplitude).

Folgende Nystagmusarten sind zu unterscheiden:

a) der peripher-vestibuläre Nystagmus;
b) der zentral-vestibuläre Nystagmus;
c) der Blickrichtungsnystagmus;
d) der okuläre Nystagmus (okulärer Pendelnystagmus, okulärer Fixationsnystagmus, latenter Fixationsnystagmus);
e) Sonderformen von Augenbewegungen (spontane Augenbewegungen mit abnormen Formen, Kippdeviationen, Blickmyoklonien, Peneldeviationen).

Leuchtbrille nach Frenzel

Eine wertvolle Hilfe zur Erkennung des Nystagmus ist die Leuchtbrille nach Frenzel (+ 15 Dioptrien). Infolge drastischer Verminderung, bzw. Ausschaltung der Fixation und Bulbusvergrößerung, kann ein vestibulärer Nystagmus des Patienten beim Blick geradeaus in den allermeisten Fällen gut beobachtet werden. Besonders provokativ erscheint der Nystagmus beim Blick nach oben (Haid, 1990).

Untersuchung mit der Leuchtbrille

Bei der Untersuchung des Spontannystagmus unter der Frenzelbrille wird der Patient aufgefordert, den Blick möglichst ruhig und geradeaus zu halten. Falls ein Spontannystagmus beobachtet wird, soll man seine Schlagzahl während 30 Sekunden auszählen. Ein Spontannystagmus unter der Frenzelbrille ist immer pathologisch (Kornhuber, 1966, Haid, Gavalas, 1981). Im ENG kann ein Spontannystagmus auch in der Normalbevölkerung vorkommen (Mulch, Lewitzki, 1977, Haid, Gavalas, 1981).

Der vestibuläre pathologische Spontannystagmus kann durch eine Erkrankung des Labyrinthes, des N. vestibularis oder dessen Kerngebiet oder auch durch eine Läsion in der Medulla oblongata bis zum Kleinhirn oder Mittelhirn entstehen. Durch „Fernwirkung" auch mehr kortikal gelegener Läsionsstellen kann ebenfalls ein Spontannystagmus auftreten.

Der peripher-vestibuläre Spontannystagmus ist meist durch eine horizontal-rotierende Schlagform gekennzeichnet. Ist die Schlagrichtung des Spontannystagmus zum erkrankten Ohr gerichtet, spricht man von einem sog. Reiznystagmus (z. B. Anfallstadium des M. Menière, nach einer Stapedektomie als Folge einer Labyrinthitis serosa). Häufig imponiert der Spontannystagmus als Ausfallsnystagmus. Er schlägt im akuten Stadium der Erkrankung intensiv zum gesunden Ohr und ist ein Zeichen für einen Labyrinthausfall kontralateral zur Schlagrichtung (z. B. Neuropathia vestibularis, nach Neurektomie des N. vestibularis). Ein sog. Erholungsnystagmus weist eine Schlagrichtung zum ehemals erkrankten Ohr auf und stellt einen Hinweis auf ein abheilendes Labyrinth dar (Remissionsstadium).

Ein zentral-vestibulärer Spontannystagmus kann aber auch genauso aussehen wie ein peripher ausgelöster Spontannystagmus. Ein rein rotierender oder vertikaler Spontannystagmus entsteht zentral, genauso ein klein- oder großamplitudiger und

unter der Frenzelbrille immer pathologisch

Reiznystagmus

Ausfallsnystagmus

Erholungsnystagmus

frequenter Spontannystagmus ohne jegliche Schwindelangaben des Patienten. Nimmt ein Spontannystagmus während der Fixation an Intensität zu (Fixationsnystagmus), kann er niemals peripheren Ursprungs sein (zentral oder okulär). Weiterhin gibt es Sonderformen des Spontannystagmus, die zentral oder teilweise auch okulär ausgelöst werden können (Pendelnystagmus, dissoziiert schlagender Spontannystagmus, Nystagmus alternans, Nystagmus retractorius, um nur einige aufzuzählen). Mit einiger Erfahrung des Untersuchers gelingt es oft, den peripheren von einem zentral-vestibulären Spontannystagmus zu unterscheiden. Häufig treten in den anderen Teiluntersuchungen noch zusätzlich periphere und zentrale Zeichen hinzu.

Der vestibuläre Spontannystagmus kann in drei weiteren Erscheinungsformen auftreten

1. als richtungsbestimmter Spontannystagmus;
2. als regelmäßiger Blickrichtungsnystagmus;
3. als regelloser Blickrichtungsnystagmus.

Blickrichtungsnystagmus

Der richtungsbestimmte Spontannystagmus und der Blickrichtungsnystagmus wird am besten in neun Blickrichtungen untersucht (Haid, 1990).

Das Schema von Frenzel mit nur fünf Blickrichtungen erfaßt nicht die kombinierten Blickrichtungen, die besonders stark provokativ wirken. Am empfindlichsten reagiert das vestibulo-okuläre System auf den Blick nach oben lateral. Der Patient wird aufgefordert, den Finger des Untersuchers aus ca. einem halben Meter zu fixieren: Blick geradeaus, Blick zur Seite links, dann rechts, Blick nach oben Mitte, Blick nach oben links, dann oben rechts und schließlich Blick nach unten Mitte, sowie nach unten links und unten rechts. Bei Überschreiten des Blickwinkels von 40° nach lateral kann ein sog. Endstellnystagmus (physiologisch) mit einem Blickrichtungsnystagmus verwechselt werden. Der pathologische Blickrichtungsnystagmus schlägt aber im Gegensatz zum Endstellnystagmus auch bei extremem Lateralblick unerschöpflich weiter.

Der richtungsbestimmte horizontal-rotierende Spontannystagmus, der in allen Blickrichtungen konstant in die gleiche Richtung schlägt, stellt einen Hinweis auf eine peripher vestibuläre Läsion dar (Ausnahme: richtungsbestimmter Spontannystagmus in der vertikalen Richtung). Dieser meist zum gesunden Ohr schlagende Spontannystagmus wird bei akuten und subakuten Läsionen im Endorgan oder im inneren Gehörgang beobachtet (z. B. Neuropathia vestibularis, Felsenbeinfraktur, Labyrinthitis acuta). Je nach Stadium der Erkrankung und einsetzender vestibulärer Kompensation nimmt die Intensität des Spontannystagmus und die Zahl der Blickrichtungen mit Nystagmus allmählich von ipsi- nach kontralateral ab (Alexanders Gesetz).

Ein regelmäßiger Blickrichtungsnystagmus stellt ein zentral-vestibuläres bzw. zentral-okuläres Zeichen dar. Er ist durch einen in die jeweiligen Blickrichtungen schlagenden Nystagmus gekennzeichnet. Nur bei Geradeausblick ist kein Nystagmus vorhanden. Die Ursache des Blickrichtungsnystagmus findet ihre Erklärung in blick- bzw. fixationsparetischen Vorgängen (Frenzel, 1955). Dieser Nystagmus kann ein Hinweis auf ein Intoxikationssyndrom (z. B. Alkohol) oder auf degenerative Erkrankungen des zentralen Nervensystems (Encephalomyelitis disseminata) sein. Ein regelloser Blickrichtungsnystagmus, auch als ein zentral-vestibuläres Zeichen, besteht aus einer Mischung von blick- und fixationsparetischen und vestibulären Nystagmusvorgängen. Zum Unterschied zum regelmäßigen Nystagmus liegt auch beim Blick geradeaus ein Nystagmus vor. Der regellose Blickrichtungsnystagmus kommt besonders bei raumfordernden Prozessen der hinteren Schädelgrube oder bei Tumoren im Kleinhirnbrückenwinkel (z. B. großes Akustikusneurinom) vor.

blick- bzw. fixationsparetische Vorgänge

Elektronystagmographie

Mit Hilfe der Elektronystagmographie (ENG) kann ein Nystagmus objektiviert und dokumentiert werden:
Die erste elektrische Registrierung des Nystagmus (ENG) erfolgte 1922 von Schott und 1929 von Meyers.
Das Auge des Patienten fungiert als elektrischer Dipol, wobei die Cornea positiv und die Retina negativ geladen sind. Die optische Achse entspricht annähernd der elektrischen Achse. Durch Plazieren von Elektroden (Silber-Silberchloridelektroden als Ableiteelektroden und eine indifferente Elektrode zur Erdung) um die Augen können mit Hilfe eines Vorverstärkers (zur Regelung eines Haut-Elektroden-Widerstandes) und Hauptverstärkers (Signalverstärker) peribulbäre Potentialverschiebungen und somit horizontale oder vertikale Augenbewegungen mittels eines Schreibers auf Millimeterpapier registriert werden. Die Spannungsänderungen sind dem Blickwinkel von 1°−30° proportional (Pfaltz, 1984). Es existieren unterschiedliche Verstärker (Claussen et al., 1986) für die ENG-Registrierung (Wechselstrom- und Gleichstromverstärker). Für die Praxis, aber auch für den Klinikroutinebetrieb, bewährt sich der Wechselstromverstärker (AC-Verstärker).
Das Prinzip des AC-Verstärkers beruht darauf, daß das „Output"-Signal gegenüber dem „Input"-Signal je nach der Zeitkonstante exponentiell abnimmt, bis es die Nullinie erreicht hat. Eine AC-Ableitung mit sehr kurzer Zeitkonstante (1 Sek.) verformt einen Nystagmus. Am geeignetsten zur Registrierung des Nystagmus ist eine Zeitkonstante von 3−5 Sekunden. Das Prinzip des Gleichstromverstärkers beruht darauf, daß das „Input"-Signal und das „Output"-Signal konstant bestehen bleiben. Dadurch ist es möglich, die momentane Augenposition auf dem Papier festzustellen und eine exakte Geschwindigkeit von Augenbewegungen zu erhalten. Der Nachteil dieses Verstärkers liegt in einer Drift der isoelektrischen Linie und dem Auftreten von Artefakten.

Video-Okulographie

Mit Hilfe der Video-Okulographie (Clarke, Scherer, 1988, Scherer, 1993) können neben Nystagmen auch Torsionsbewegungen des Auges erkannt werden. Dies wird ermöglicht durch die Verwendung einer auf CCD-Videosensoren beruhenden Video-Nystagmusbrille.

Telemetrie-ENG

Mit der Telemetrie-ENG (Wolf, Christ, Haid, 1991, 1993), die auf demselben Prinzip beruht wie die herkömmliche ENG, besteht die Möglichkeit, einen Nystagmus zeitunabhängig und ortsunabhängig zu objektivieren. Bei vielen Patienten ist es schwierig, die Schwindelsymptomatik zu objektivieren als Hinweis für eine vestibuläre Läsion, insbesondere an Personen mit Schwindelanfällen oder einen Lage-Lagerungsschwindel. Der Patient bekommt das System mit nach Hause und hat somit die Möglichkeit, im Moment des Schwindels dieses Equipment aufzusetzen (am Arbeitsplatz, zu Hause). Die Telemetrie-ENG besteht aus zwei Komponenten (Abb. 1 und 2). Erstens besteht sie aus speziellen Brillen mit bereits fest installierten Elektroden im Rahmen (zwei Kanäle oder auf Wunsch mehrkanälig).

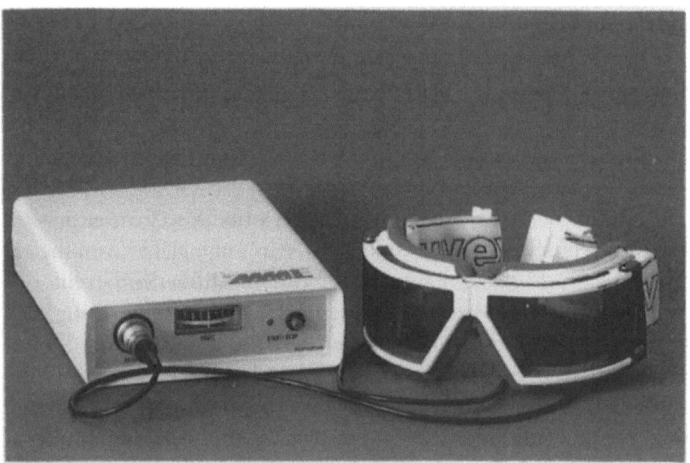

Abb. 1. Die Telemetrie-ENG besteht aus einer speziellen Brille mit bereits fest integrierten Elektroden und dem Nystagmusrekorder. Damit ist es möglich, an jedem Patienten zeitunabhängig und an jedem Ort (zu Hause, am Arbeitsplatz) eine ENG-Registrierung durchzuführen. An einem PC-Gerät kann der behandelnde Arzt die abgespeicherten Daten jederzeit abrufen und aufzeichnen

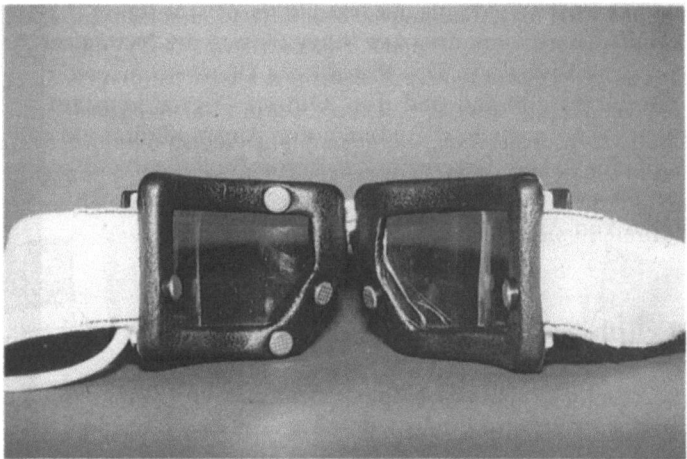

Abb. 2. Dieses Bild zeigt dieselbe Brille wie die Abb. 1 mit den fest installierten Elektroden (mehrkanälig) an der Rückseite

Nystagmusprozessor Der zweite Teil besteht aus einem handlichen Nystagmusprozessor, der mit den Brillen mit den eingebauten Elektroden angeschlossen werden kann. Sobald der Patient ein Schwindelgefühl verspürt, setzt er sich die Brille auf und schaltet den Nystagmusprozessor ein. Später, zu einem vereinbarten Termin, bringt er dieses Gerät zum Arzt mit, der ihm dieses Equipment leihweise für ca. 2 Wochen Dauer ausgehändigt hat. Vorteil von dem digitalen System ist die hohe Qualität der Aufzeichnung. Mit Hilfe eines einfachen Personal-Computers (PC), können die vom Patienten registrierten Kurven im Nystagmusrekorder am Monitor aufgezeichnet werden. Mit der Telemetrie-ENG-Untersuchung besteht hiermit erstmalig die Möglichkeit, während eines Schwindelanfalles oder einer Schwindelepisode eine exakte Registrierung ortsunabhängig durchzuführen. Falls hierbei

ein Nystagmus auftritt, so ist dies bereits ein Indiz für eine vestibuläre Läsion. Für den klinischen Gebrauch wurde ein anderes Brillengestell mit bereits installierten Elektroden im Rahmen konstruiert (Abb. 3 und 4).
Die Brillen bestehen aus Fresnell-Folien mit 16 Dioptrien und weitem Gesichtsfeld, ungefähr doppelt so groß, verglichen mit den herkömmlichen Frenzelbrillen. Zusätzlich zu den bereits installierten Elektroden (zwei Kanäle, drei Kanäle, vier

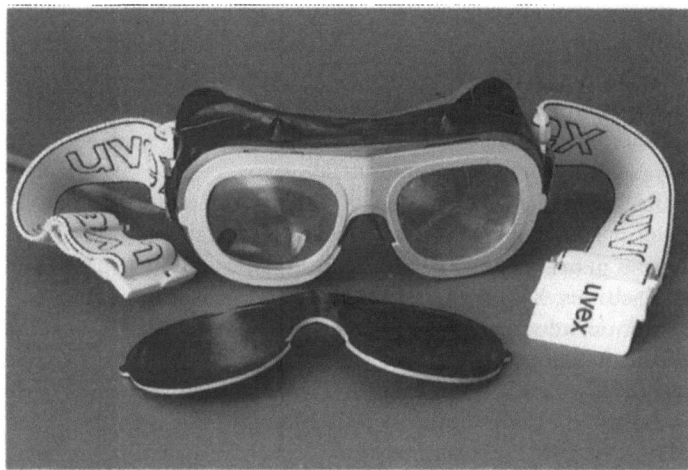

Abb. 3. Demonstriert wird die spezielle Brille für den Gebrauch in der Klinik oder Praxis. Die Gläser sind Fresnell-Folien mit 16 Dptr., die magnetisch am Rahmen fixiert werden. Die Oberfläche ist doppelt so groß (vorteilhaft für Lehrzwecke) als die herkömmliche Leuchtbrille nach Frenzel. Zur kompletten Ausschaltung einer okulären Fixation (z. B. für die kalorische Prüfung) kann eine Schwarzfolie am Brillengestell zusätzlich fixiert werden

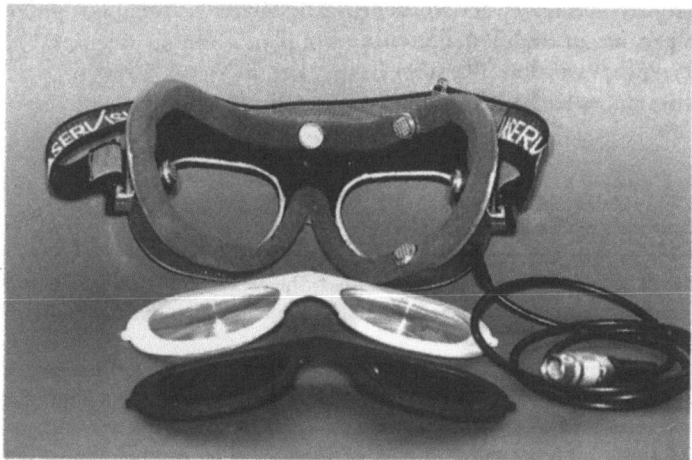

Abb. 4. Dieses Bild zeigt dieselbe Brille wie in Abb. 3 mit den fest installierten Elektroden (2-kanälig und eine indifferente Elektrode für die Erdung) an der Rückseite. Im Rahmen ist zusätzlich eine Einrichtung für indirektes Licht eingebaut worden. Mit dem Kabelanschluß kann ein Anschluß an einem PC-Gerät oder „Standard-ENG-Gerät" erfolgen.
Im Vordergrund liegen die Gläser (Fresnell-Folien mit 16 Dptr.) und eine Schwarzfolie (zur Ausschaltung der okulären Fixation z. B. für die kalorische Prüfung), die magnetisch am Brillenrahmen fixiert werden kann

Dokumentation

Kanäle oder auf Wunsch mehrkanälig) ist eine indirekte Beleuchtung im Rahmen installiert. Die Fresnell-Folien können entfernt werden, da sie nur magnetisch am Brillengestell fixiert sind. Somit kann auf einfache Weise eine Eichung (Kalibration) durchgeführt werden. Zusätzlich können von außen, für Demonstrationszwecke, die Augen des Patienten übersichtlich beobachtet werden.

Bei der kalorischen Prüfung oder für die Stuhlpendelung, bzw. Rotationsprüfung, kann auch noch ein schwarzer Rahmen am Brillengestell magnetisch fixiert werden, um jede okuläre Fixation auszuschließen. Das technische Hilfspersonal oder der Arzt müssen keine Elektrodenpaste an die Elektroden hinschmieren, sondern es genügt, einfach die Brille mit den bereits eingebauten Elektroden in typischer Weise auf den Patientenkopf aufzusetzen. Die Brillenanschlüsse können entweder an einer bereits vorhandenen Standard-ENG oder an einem PC angeschlossen werden, um eine Nystagmusaufzeichnung durchzuführen.

Die Vorteile dieser Brille bestehen in einer gleichzeitigen Aufzeichnung von Nystagmus (Dokumentation) und gleichzeitiger visueller Kontrolle (z. B. für Lehrzwecke). Sie ist einfach zu gebrauchen, zeitsparend und verursacht keine hohen Kosten (Fa. Madaus-Schwarzer, München, Fa. G. Hortmann, Neckartenzlingen).

Die Indikationen zur Anwendung der Telemetrie-ENG sind hauptsächlich (Tab. 5): Patienten, die an Attackenschwindel leiden (z. B. M. Menière – Abb. 5, Vertebralis-Basilaris-Insuffizienz), oder mit Lage- oder Lagerungsschwindel (z. B. Cupulolithiasis, Labyrinthfistel, Perilymphfistel, aber auch Personen mit orthostatischer Dysregulationsstörung). Es kann zeitunabhängig, ortsunabhängig und an jeder Person eine tägliche Kontrollaufzeichnung durchgeführt werden. Des weiteren kann ein Therapieerfolg mit diesem Equipment aufgezeichnet werden (nach Medikamentengabe, nach einem chirurgischen Eingriff zur Beobachtung der vestibulären Kompensation, z. B. nach einer Gleichgewichtsnervendurchtrennung nach einer Akustikusneurinomoperation oder bei M. Menière). Zusätzlich kann an Patienten mit einer vestibulären Läsion der Trainingserfolg zur Förderung der vestibulären Kompensation verfolgt werden. Aber auch für gutachterliche Zwecke kann dieses System angewendet werden. Mit Hilfe der Telemetrie-ENG können Aufzeichnungen an immobilen Patienten auf der Station oder auf der Intensivstation durchgeführt werden. Darüber hinaus kann dieses Gerät bei jeder Konsiliaruntersuchung, da es leicht tragbar ist, mitgebracht werden.

Tabelle 5. Indikationen zur Telemetrie-ENG

1. Schwindelanfälle (M. Menière, Vertebralis-Basilaris-Insuffizienz, basiläre Migräne, zervikaler Schwindel, benigner paroxysmaler Schwindel in der Kindheit, kardio-vaskuläre Ursachen)
2. Lage- oder Lagerungsschwindel (Cupulolithiasis, Labyrinthfistel, Perilymphfistel, sinugener Schwindel, nach Ohrchirurgie, Alkoholintoxikation, Prozeß in der hinteren Schädelgrube, orthostatische Dysregulationsstörung)
3. Unklare Schwindelzustände (als Ausschluß – oder Nachweis einer vestibulären Läsion)
4. Tägliche Kontrollaufzeichnungen (zeitunabhängig und ortsunabhängig)
5. Therapiekontrollen (nach Medikamenten, nach chirurgischem Eingriff, nach vestibulärem Training)
6. Gutachten
7. Nystagmusaufzeichnung an immobilen Patienten (Intensivstation, Station)
8. Konsiliaruntersuchungen
9. Praxis und Klinik (Vestibularisprüfung für routinemäßige oder wissenschaftliche Zwecke)

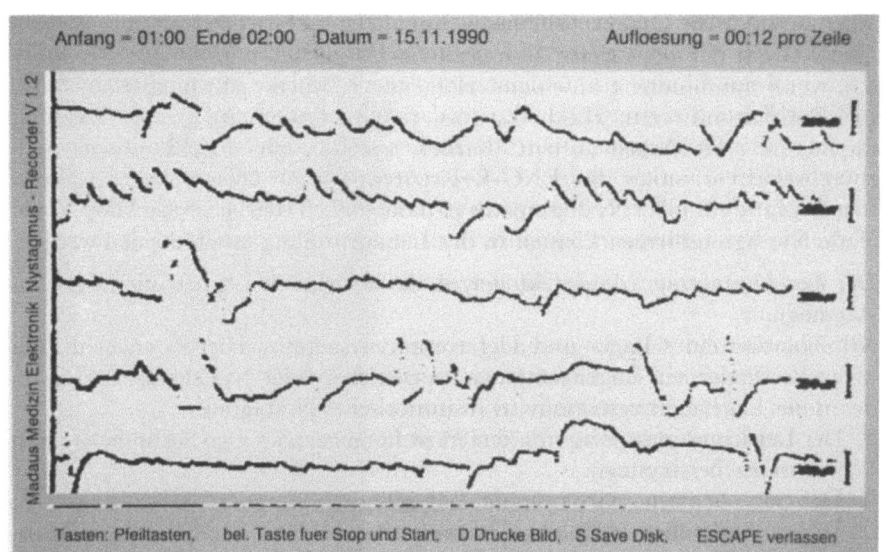

Abb. 5. Mit Hilfe der Telemetrie-ENG konnte an einem Patienten mit M. Menière auf der rechten Seite das Anfallsstadium zu Hause objektiviert werden. Ein Spontannystagmus, der nach rechts gerichtet ist und allmählich in seiner Intensität abnimmt, wird sichtbar

In der Klinik oder in der Praxis kann die Telemetrie-ENG unter Anschluß an einem PC oder auch an einem Standard-ENG-Gerät verwendet werden.
An diesem Equipment ist auch eine Einrichtung vorgesehen für eine Video-Okulographie.

Lageprüfung

Die Lageprüfung (Lage- bzw. Lagerungsprüfung) sollte ebenfalls in einem abgedunkelten Raum im Anschluß an die Prüfung des Spontan- und Blickrichtungsnystagmus und vor dem experimentellen Teil der Gleichgewichtsuntersuchung erfolgen. Die Lageprüfung stellt eine sehr wichtige Teiluntersuchung dar und kann in vielen Fällen das einzige pathologische Ergebnis (Haid, 1981, Haid, 1990) hervorbringen. Sie ist ein Minimalreiz, kann alle 3 Bogengänge, das Otolithensystem und höhere Vestibularzentren beeinflussen und ist somit eine sehr sensitive Untersuchungsmethode.
Zur Durchführung nehmen die Patienten folgende Positionen ein: Kopfhängelage, Kopfdrehung nach rechts, Kopfdrehung nach links, Körperdrehung nach rechts und dann nach links, und schließlich schnelles Aufsitzen.
Diese Positionen werden mit dem Patienten dreimal wiederholt, um zu erkennen, ob ein auftretender Nystagmus reproduzierbar ist. Es kann auch vorkommen, daß ein Nystagmus erst bei der zweiten oder dritten Durchführung der Lageprüfung entsteht. Die kinetische Lageänderung nach Hallpike kann auch einen Nystagmus provozieren (schnelles Hinlegen des Patienten mit gleichzeitiger Kopfdrehung nach rechts und danach nach links). Der Arzt beobachtet zunächst, ob ein Nystagmus auftritt oder ein bereits vorhandener Spontannystagmus seine Intensität oder Schlagrichtung ändert. Wenn unter der Frenzelbrille kein Nystagmus zu

erkennen ist, sollte die Lageprüfung noch einmal mit ENG-Registrierung erfolgen. In der ENG gilt der registrierte Nystagmus bei geschlossenen Augen als pathologisch, wenn mindestens 5 aufeinanderfolgende Schläge mit mindestens 6°/sec. in einer Position auftreten (Haid, Gavalas, 1981, Barber, 1964), oder wenn der Nystagmus in 3 Positionen auftritt (Barber, 1964), oder in 2 Positionen richtungswechselnd vorkommt. Bei ENG-Registrierung mit offenen Augen während der Lageprüfung gilt jeder Nystagmus als pathologisch (Barber, 1964, Haid, 1990). Folgende Nystagmusformen können in der Lageprüfung unterschieden werden:

A) Der Lagenystagmus (dauert länger als 60 Sekunden = persistierender Nystagmus).
B) Kombination eines Lage- und Lagerungsnystagmus. Hierbei entsteht in einigen Positionen ein Lagenystagmus (persistierender Nystagmus) und in anderen ein Lagerungsnystagmus (transitorischer Nystagmus).
C) a. Der Lagerungsnystagmus (dauert nicht länger als 5 – 30 Sekunden = transitorischer Nystagmus).
   b. Der sog. *benigne paroxysmale Lagerungsnystagmus* dauert meist nur 10 – 20 Sekunden und hat 5 Charakteristika (Dix, Hallpike, 1952, Kornhuber, 1966, Stenger, 1965, Haid, 1990):
   1. Latenz,
   2. Sekundendauer,
   3. Crescendo-Decrescendo-Charakter des horizontal-rotierenden Nystagmus (manchmal fast nur ein rotierender Nystagmus sichtbar),
   4. Gegenläufigkeit (Richtungsänderung des Nystagmus beim Hinlegen und Aufrichten),
   5. meist fehlende Reproduzierbarkeit.

Der benigne paroxysmale Lagerungsnystagmus gilt als ein peripher-vestibuläres Zeichen (z. B. Labyrinthfistel, Cupulolithiasis). Sakata et al. (1984) berichten über einen sog. malignen paroxysmalen Lagerungsnystagmus mit z. T. ähnlichen Nystagmusformen, die aber zentral-vestibulär ausgelöst werden (oft zerebellär). Diese Beobachtung können wir nur bestätigen.

D. Des weiteren kommen Sonderformen des Nystagmus in der Lageprüfung vor (z. B. atypischer Lagerungsnystagmus mit einer Dauer zwischen 30 – 60 Sekunden oder gar etwa 80 Sekunden). Diese Nystagmusform stellt ein zentral-vestibuläres Zeichen dar.

Es ist nach unserer Erfahrung sehr wichtig, die Ergebnisse der Lageprüfung zu quantifizieren und zu dokumentieren (auf Formblättern für das Krankenblatt, für Gutachten). Somit besteht auch die Möglichkeit, eine Progredienz, Konstanz oder Remission auf einem Blick durch Verlaufsbeobachtungen zu erkennen. Diese Aufzeichnung des quantitativ erfaßten Nystagmus kann mit Hilfe des Positiogramms (Haid, 1990) geschehen.

Hirnnervenfunktionsprüfung

Zahlreiche vestibuläre Erkrankungen (Akustikusneurinom, Glomustumor etc.) können mit Hirnnervenfunktionsstörungen einhergehen, die auch für den Otologen wichtig sind (z. B. N. V. VII, VIII und kaudale Hirnnerven). Zur Feststellung von zerebellären Zeichen dienen der Finger-Nasen-Versuch und die Diadochokinese.

Untersuchung der Blickmotorik

Die Untersuchung der Blickmotorik ist eine weitere wichtige Untersuchungsmethode in der Gleichgewichtsprüfung. Bei der optokinetischen Prüfung entstehen normalerweise durch einen visuellen Reiz (Streifenmuster) konjugierte, symmetrische und reflektorische Augenbewegungen in Form eines Nystagmus (optokinetischer Nystagmus = OKN). Das optokinetische System dient dazu, die Bilder auf der Retina während Kopfbewegungen festzuhalten. Zum zweiten kann die Blickmotorik mit Hilfe der langsamen Pendelblickfolgebewegung untersucht werden. Sie dient dazu, einen sich bewegenden Gegenstand oder ein stationäres Ziel bei Kopf- und Eigenbewegungen mit der Fovea centralis zu fixieren. Zum dritten werden rasche Blickzielbewegungen durch den sog. Sakkadentest geprüft. Er dient dazu, rasch und präzise ein Bild auf der Fovea centralis einzufangen. Das Blickfolgesystem kann mit Hilfe einer elektronischen Lichtleiste untersucht werden. Pathologische Veränderungen der Blickmotorik kommen bei zentral-vestibulären Störungen vor.

optokinetische Prüfung

Untersuchung der vestibulo-spinalen Reaktionen („statische und dynamische Koordinationsprüfung")

Die vestibulo-spinale Prüfung stellt eine Gleichgewichtsprüfung im eigentlichen Sinn dar. Sie untersucht die Standfestigkeit, Seitenabweichung und Drehtendenz. Als erstes wird der Romberg-Test (Rombergsche Stehversuch) durchgeführt. Der Patient wird aufgefordert, etwa 30 Sekunden lang aufrecht, mit geschlossenen Augen und vorgestreckten Armen zu stehen. Zur Ablenkung des Patienten kann der Handgriff nach Jendrassik von Vorteil sein. Beobachtet wird, ob eine Schwank- oder Falltendenz auftritt. Bei einer peripher-vestibulären Ataxie soll die Fallrichtung des zu Untersuchenden durch Rechts- und Linksdrehung des Kopfes beeinflußt werden können, nicht dagegen bei zentralen Ataxieformen. Bei akuten peripher-vestibulären Erkrankungen ist die Falltendenz meist zur erkrankten Seite gerichtet.

Anschließend erfolgt der Unterbergersche Tretversuch. Der Patient vollführt mit geschlossenen Augen und vorgestreckten Armen in einem Raum ohne optische und akustische Orientierung 60 Schritte auf der Stelle (Knie bis in die Höhe der Hüften). Je nach Stadium und Schwere einer vestibulären Erkrankung erkennt man eine Falltendenz oder Drehbewegung (erst ab 45° pathologisch).

Bei akuten peripher-vestibulären Läsionen geht die Drehrichtung meist zur erkrankten Seite.

Zum Schluß wird der Erkrankte aufgefordert, mit geschlossenen Augen ca. 4 m geradeaus zu gehen (Blindgang). Der Untersucher achtet auf Ausgleichsvorgänge und eine Seitenabweichung.

Darüber hinaus existieren Registrierungsverfahren zur Aufzeichnung der vestibulo-spinalen Reflexe, wie z.B. die Cranio-Corpographie (Claussen, 1981) und die Posturographie (Stoll, 1982, Stoll, 1992, Ödkvist, 1988).

Romberg-Test

Unterbergerscher Tretversuch

Cranio-Corpographie Posturographie

Kalorische Prüfung

Seit der Einführung der kalorischen Prüfung 1906 durch Barany wurden zahlreiche Methoden angegeben, die Wassermenge, Temperatur und Spüldauer betreffen

(Fitzgerald, Hallpike, 1942, Mulch, Scherer, 1980). Zur Vereinheitlichung der Standardisierung wird empfohlen, 100 ml Wasser zu verwenden. Die Temperatur soll für die Warmspülung 44 °C und für die Kaltspülung 30 °C betragen und die Spüldauer 30 Sekunden mit einer Pause von 5 Minuten nach jeder Spülung. Zur Erreichung einer vertikalen Lage des zu untersuchenden horizontalen Bogenganges soll der Oberkörper des Patienten aus liegender Position um 30° angehoben werden (bei der kalorischen Prüfung wird streng genommen nur der horizontale Bogengang gereizt und somit nur der N. vestibularis superior).

Um ein konstantes Vigilanzniveau zu erhalten, soll der zu Untersuchende einfache Rechenaufgaben lösen (z. B. im Gedanken von 100 rückwärts zählen), damit der vestibulär erzeugte Nystagmus durch Schläfrigkeit nicht an Intensität abnimmt. Die Reihenfolge der Spülungen soll sein: warm rechts, warm links, kalt links, kalt rechts, damit keine „Triggerung" des Nystagmus entstehen kann. Liegt eine Trommelfellperforation am Patienten vor, so ist es ratsam, die Reizung mit Luft auszuführen. Wegen der unterschiedlichen anatomischen Gegebenheiten ist kein richtiger Seitenvergleich mehr möglich, sondern nur die Feststellung einer Erregbarkeit.

Der Vorteil der ENG-Registrierung liegt in der größeren Auswahl von Parametern (Schlagzahl, Winkelgeschwindigkeit der langsamen Nystagmusphase und Amplitude). Außerdem kann zur Zeitersparnis des Arztes eine erfahrene ENG-Laborantin diese Untersuchung ausführen. Die gebräuchlichsten und aussagefähigsten Parameter sind die Schlagzahl (schnell zu bestimmen) und vor allem die Winkelgeschwindigkeit der langsamen Nystagmusphase (exakte Eichung nötig, recht zeitraubendes Ausmessen ohne On-Line-Auswertung mit Hilfe eines Mikroprozessors). Bewährt hat sich die Auszählung der Schlagzahl während der Kulminationszeit von 30 Sekunden (Claussen, 1976, Claussen, 1992, Haid, 1981) sowie die durchschnittliche maximale Winkelgeschwindigkeit während der Kulminationszeit von 10 Sekunden (Henriksson et al., 1972, Pfaltz, 1984, Haid, 1986, Scherer, 1984).

Es ist wichtig, daß bei der kalorischen Prüfung alle vier Spülungen (Warm- und Kaltspülung) durchgeführt werden.

Aus der kalorischen Prüfung werden quantitative und qualitative Informationen gewonnen.

Eine einseitige Un- oder Untererregbarkeit stellt einen Hinweis auf eine periphervestibuläre Läsion dar, mit Sitz der Erkrankung im Endorgan bis zum Vestibulariskerngebiet (z. B. Akustikusneurinom, Labyrinthitis, Neuropathia vestibularis).

Eine beidseitige Un- oder Untererregbarkeit kann peripher oder auch zentral verursacht werden. Beispiele für solche peripher-vestibulären Erkrankungen sind otobasale Frakturen beidseits, M. Menière beidseits oder bilaterale Akustikusneurinome. Als zentrale Ursachen können Hirnstammtumoren, eine basale Meningitis oder eine Encephalomyelitis disseminata in Frage kommen.

Eine sog. Kalt-Warm-Dissoziation (Preponderance oder Richtungsüberwiegen des Nystagmus) kann sowohl peripher als auch zentral ausgelöst werden. Diese Reaktionsform ist oft Ausdruck eines Spontannystagmus. Zu ca. 17% wird sie jedoch auch in der Normalbevölkerung gesehen (Frenzel, 1955, Jongkees, 1953, Haid, 1990). Erst in Kombination mit noch anderen pathologischen Vestibularisbefunden erlangt die Kalt-Warm-Dissoziation eine prognostische Bedeutung.

Eine gesteigerte kalorische Reaktion auf beiden Seiten mit petite écriture und in Begleitung starker vegetativer Symptomatik als Hinweis auf eine Enthemmung stellt eine zentral-vestibuläre Läsion dar (z. B. Multiple Sklerose, nach Schädeltrauma, Vertebralis-Basilaris-Insuffizienz). Die Ursache liegt in einer Läsion der inhibitorischen Bahnen des Kleinhirns (Fredrickson, Fernandez, 1964) oder von Teilen der Formatio reticularis und der Vestibulariskerne. Auch für diese Reaktionsform ist zu erwähnen, daß sie erst in Kombination mit zusätzlichen pathologischen Vestibularisbefunden als abnormal anzusehen ist, da sie auch bei vegetativ labilen Personen vorkommen kann. Eine einseitige kalorische Übererregbarkeit wird auch bei einigen peripher-vestibulären Erkrankungen gesehen als sog. „Reizlabyrinth" (z. B. M. Menière).

Dysrhythmien des vestibulären Nystagmus oder eine regelwidrige Richtung des experimentell ausgelösten Nystagmus (Perversion) kann zentral verursacht werden.

Eine nützliche Hilfe zur Unterscheidung zwischen einer peripheren oder zentralen Läsion kann der sog. okuläre Fixationsindex sein (Demanez, 1968). Normalerweise wird durch Licht und Fixation ein vestibulärer Nystagmus gehemmt, ebenso der kalorisch ausgelöste Nystagmus (Fixationssuppression). Tritt bei der Fixation keine oder nur eine geringe Verminderung der Nystagmusamplitude auf, so liegt eine zentral-vestibuläre Störung vor mit Hinweis auf eine Läsion der inhibitorischen Bahnen (zerebelläre Störung).

Fixationssuppression

Bestimmung der Seitendifferenz

Zur Feststellung der Seitendifferenz der kalorischen Prüfung kann man die Formel nach Jongkees benutzen:

$$\frac{(W_{re} + K_{re}) - (W_{li} + K_{li})}{W_{re} + K_{re} + W_{li} + K_{li}} \times 100 = \% \text{ Differenz.}$$

Eine Seitendifferenz ist gegeben bei Werten ab 15% für die Schlagzahl und ab 25% für die Winkelgeschwindigkeit.

Rotationsprüfung bzw. Pendelstuhlprüfung

Eine weitere vestibuläre Teiluntersuchung stellt die Rotationsprüfung und die Pendelstuhlprüfung dar. Hierbei werden die horizontalen Bogengänge beider Labyrinthe gleichzeitig beeinflußt. Normalerweise entstehen hierbei Nystagmusausschläge einmal nach rechts und einmal nach links von gleicher Intensität. Sie werden miteinander in ihrer Intensität verglichen und das Schriftbild in der ENG beurteilt (in der Rotationsprüfung der sog. postrotatorische Nystagmus). Man kann u. a. damit einmal den Vorgang der vestibulären Kompensation nach einem Labyrinthausfall verfolgen. Zum anderen können bestimmte Zeichen, wie z. B. eine große Schlagzahl mit kleiner Amplitude (petite écriture) und Dysrhythmien, auf eine zentral-vestibuläre Läsion hinweisen.

Nackenreflex

Bei mehreren Patienten mit zentral-vestibulären Störungen (z. B. Encephalomyelitis disseminata, großer Kleinhirnbrückenwinkeltumor) konnte ein interessantes Phänomen beobachtet werden, und zwar der sog. „gestörte Nackenreflex" (Haid, 1990). Diesen prüft man, indem man den sitzenden Patienten extrem nach oben auf den Finger des Untersuchers blicken läßt. Gleichzeitig hält der Untersucher mit einer Hand den Hinterkopf des Patienten fest. Nach plötzlichem Los-

Rebound-Phänomen lassen der Hand vom Hinterkopf gleicht eine gesunde Person seine Oberkörper- und Kopfverlagerung nach hinten innerhalb von Bruchteilen einer Sekunde aus. Der Patient mit „gestörtem Nackenreflex" beginnt zu taumeln oder fällt nach hinten (Hilfspersonal!), weil das Gleichgewicht des Kopfes und des Oberkörpers nicht rasch genug hergestellt werden kann. Der Pathomechanismus (Rebound-Phänomen) des „Nackenreflexes" scheint vielfältig zu sein (propriozeptiv, vestibulär, zerebellär).

Literatur

Barany R (1906) Untersuchungen über den vom Vestibularapparat des Ohres reflektorisch ausgelösten rhythmischen Nystagmus und seine Begleiterscheinungen. Mschr Ohrenheilk **40**: 193

Barber HO (1964) Positional nystagmus testing and interpretation. Ann Otol Rhinol Laryngol (St. Louis) **73**: 838

Clarke AH, Scherer H (1988) Modification of caloric nystagmus during parabolic flight manoevers. In: Abstracts of Barany Meeting in Uppsala, June 13-15, 1988

Claussen CF (1976) Das Elektronystagmogramm und die neurootologische Kennliniendiagnostik. Edition Dr. W. Rudat, Hamburg

Claussen CF, Aust G, Schäfer WD (1986) Atlas der Elektronystagmographie. Edition m + p, Dr. Werner Rudat, Hamburg

Claussen CF (1992) Der schwindelkranke Patient. Grundlagen der Neurootologie und Äquilibriometrie. Edition Dr. W. Rudat, Hamburg

Demanez JI (1968) L'influence de la fixation oculaire sur le nystagmus postcalorique. Otorhinolaryngol Bel Acta **22**: 739

Dix MR, Hallpike CS (1952) The pathology, symptomatology, and diagnosis of certain common disorders of the vestibular system. Ann Otol Rhinol Laryngol (St. Louis)

Fitzgerald G, Hallpike CS (1942) Studies in human vestibular function. Observation on the directional pre-ponderance of caloric nystagmus resulting from cerebral lesions. Brain **65**: 115

Fredrickson JM, Fernandez C (1964) Vestibular disorders in fourth ventricle lesions. Arch Otolaryngol Chicago **80**: 521

Frenzel H (1955) Spontan- und Provokationsnystagmus als Krankheitssymptom. Springer, Berlin Göttingen Heidelberg

Haid CT, Gavalas G (1981) Untersuchung des Lagewechseltestes mit Hilfe des ENG und der Frenzelbrille. In: Claussen CF (Hrsg) Gesellschaft für Neurootologie und Äquilibriometrie e. V., Bd. IX, S. 305

Haid CT (1990) Vestibularisprüfung und vestibuläre Erkrankungen. Ein Leitfaden für Praxis und Klinik zur Diagnostik und Therapie von Schwindel und Gleichgewichtsstörungen. Springer, Berlin Heidelberg New York

Haid CT (1986) Vestibularisdiagnostik. Mit Ratschlägen für die Praxis. HNO-Praxis „Heute": 6

Henriksson NG, Pfaltz CR, Torok N, Rubin W (1972) A Synopsis of the Vestibular System. An Effort to Standardize Vestibular Conceptions, Tests and Their Evaluation. Schweiz Monographs, Basel

Jongkees LBW (1993) Über die Untersuchungsmethoden des Gleichgewichtsorgans. Fortschr Hals-Nasen-Ohrenheilkunde

Kornhuber HH (1966) Physiologie und Klinik des zentral-vestibulären Systems. In: Berendes J, Link R, Zöllner F (Hrsg) Hals-Nasen-Ohrenheilkunde, Bd. III. Thieme, Stuttgart, S. 2150

Mulch G, Lewitzki W (1977) Spontaneous and positional nystagmus demonstrated only by electronystagmography: Physiological nystagmus or functional scar? Arch Otol Rhinol Laryngol (St. Louis)

Mulch G, Scherer (1980) Methoden zur Untersuchung des vestibulären Systems, Teil II: Thermische Prüfung. HNO-Information (Dtsch Gesellschaft HNO) **5**: 7

Ödkvist LM, Malmberg L, Möller C (1988) Age-related vertigo and balance disorders according to a multiquestionnaire. In: Claussen CF, Kirtane MV, Schlitter K (eds) Vertigo, Nausea, Tinnitus, and Hypoacusia in Metabolic Disorders. Elsevier, Amsterdam

Pfaltz CR (1984) Grenzen und Möglichkeiten der Elektronystagmographie (ENG). Laryngol Rhinol Otol (Stuttg) **63**: 511–516

Reicke N (1979) Standardisierungsvorschlag für die vestibulo-spinalen Prüfungen. ADANO-Tagung, München

Romberg G, v Ohm J (1942) Über rhythmische Körper- und Augenbewegungen bei Reizung des Ohres mit langsamen Wechselströmen. Dtsch Z Nervenheil **154**: 132

Sakata I, Uchida Y, Nakano Y, Takahasi K (1984) Pathophysiology of positional vertigo of the malignant paroxysmal type. Auris Nasus Larynx (Tokyo) **11**: 79

Scherer H (1984) Das Gleichgewicht. Praktische Gleichgewichtsdiagnostik. Springer, Berlin Heidelberg New York

Scherer H (1992) Das Gleichgewicht. Erkrankungen, Kinetosen, Differentialdiagnose, Therapie. Springer, Berlin Heidelberg New York

Stenger HH (1965) Schwindelanalyse. Untersuchung auf Spontan- und Provokationsnystagmus. In: Berendes J, Link R, Zöllner F (Hrsg) Hals-Nasen-Ohrenheilkunde, Bd. II/I. Thieme, Stuttgart

Stoll W (1982) Der Kippbühnenstehtest. Arch Oto Rhino Laryngol **234**: 105–123

Stoll W, Matz DR, Most E (1992) Schwindel und Gleichgewichtsstörungen. Diagnostik, Klinik, Therapie, Begutachtung. Ein interdisziplinärer Leitfaden für die Praxis, 2. Aufl. Thieme, Stuttgart New York

Unterberger S (1938) Neue objektive registrierbare Vestibularis-Drehreaktion, erhalten durch Treten auf der Stelle. Der „Tretversuch". Arch Ohr-Nas-Kehl-Kopfheilkunde **145**: 478

Wolf SR, Christ P, Haid CT (1991) Telemetric electronystagmography: A new method for examination of nystagmus outside the clinic. Acta Otolaryngol (Stockh) **481**: 374–381

Wolf SR, Christ P, Haid CT (1993) Patient use of "telemetric" ENG to register nystagmus in the private sphere. Laryngoscope **103**: 704

Objektivierung von Störungen des Otolithenapparates

M. Westhofen, Hamburg

Einleitung

In den vergangenen Jahren rückten die Otolithenfunktion und ihre Störungen zunehmend in das Interesse der Otologen. Die nennenswerte Anzahl nicht befriedigend zu klärender Krankheitsbilder mit Schwindelbeschwerden und die bislang limitierten Therapiemöglichkeiten bei otogenen Schwindelbeschwerden fordern neue diagnostische und therapeutische Konzepte. In diesem Zusammenhang ist die überwiegende Orientierung der klinischen Otologie auf die Erkrankungen der Bogengänge zu diskutieren. Nachdem auch an der Hamburger Klinik eine Reihe von Diagnostikverfahren der Otolithenfunktion entwickelt und erprobt wurden, werden derzeit mikrootochirurgische Techniken zur isolierten Otolithenausschaltung erarbeitet. Im vorliegenden Referat werden vor dem Hintergrund der physiologischen Eigenheiten der Otolithenorgane klinisch relevante Untersuchungstechniken vorgestellt.

Diagnostik der Otolithenfunktion

Spektrum vestibulärer Funktionsstörungen

Da das vestibuläre System durch drei Modalitäten repräsentiert ist, gestaltet sich die Diagnostik bei Schwindelbeschwerden bekanntlich aufwendig. Die Deutung der Befunde ist durch die multimodale Organisation und das intermodale Funktionsgleichgewicht komplex und nicht immer eindeutig. Die Labyrinthfunktion ist durch ein ebensolches Funktionsgleichgewicht zwischen Otolithenorganen und Bogengängen gekennzeichnet. Neben isolierten Bogengangserkrankungen und isolierten Otolithenfunktionsstörungen sind kombinierte Läsionen bekannt. Der Ausfall einer dieser beiden Labyrinthfunktionen zieht regelhaft eine kompensatorische Neueinstellung des funktionellen Zusammenspiels von Otolithen und Bogengängen nach sich. Diese Kompensationsvorgänge werden durch die zentralnervöse vestibuläre Kompensation ergänzt und überlagert.

Daten zu Bau und Funktion der Otolithenorgane

Für die gezielte Diagnostik der Otolithenorganfunktionen ist die Wahl adäquater Stimulationstechnik essentiell. Diese hat den Feinbau der Maculaorgane und deren physiologische Eigenheiten zu berücksichtigen.

Sacculus Utriculus dreidimensionale Struktur

In diesem Zusammenhang darf rekapituliert werden, daß die Otolithenmembran des Sacculus und des Utriculus eine dreidimensionale Struktur mit einer erheblichen Wölbung aufweisen. Darüber hinaus sind die Haarzellen entlang einer nicht geradlinig über die Maculafläche verlaufenden Linie, der sog. Striola, polarisiert angeordnet. Im Bereich der Pars externa sind die Haarzellen exakt spiegelsymmetrisch zur Pars interna orientiert (Smith, 1956). Dadurch ergibt sich eine Richtungsunabhängigkeit für Linearbeschleunigungsreize. Nach bislang vorliegender Erkenntnis ist der Utriculus für die Vestibularfunktion bei aufrechter Fortbewegung von übergeordneter Bedeutung. Die Orientierung der Macula utriculi ist vorwiegend auf Linearbeschleunigungsreize ausgerichtet, die in der Transversalebene des Schädels einwirken (Budelli, Macadar, 1981, DeVries, 1950, Jongkees, 1962).

Linearbeschleunigungsreize

Die Wahrnehmungsschwelle der Otolithenorgane für Linearbeschleunigung wird mit 2×10^{-2} g angegeben. Schwellenangaben für impulsförmige Kippmanöver sind bislang nicht mitgeteilt. Die Wahrnehmungsschwelle für statische Kippung variiert mit der Lage des Kopfes in bezug auf den Gravitationsvektor. Für die

Kippung aus senkrechtem aufrechtem Stand nach lateral werden 2,3° angegeben (Graybiel, Patterson, 1955). Der Frequenzbereich der Otolithenorgane liegt bei 0–500 Hz, d.h. statische Kippmanöver werden ebenso wie akustische Stimuli verarbeitet. Möglicherweise ist die sog. Fühlkurve bei Audiometrie tauber Patienten Ausdruck dieser Funktion.

statische Kippmanöver

Untersuchungsverfahren

Verfahren zur Otolithenreizung

Der adäquate Reiz für Otolithenorgane ist die lineare Beschleunigung. Der breite Frequenzbereich der Otolithenorgane erfordert ihre diagnostische Prüfung durch periodische und nichtperiodische Reizmuster. Die Funktionsintegrität der Otolithenorgane wird durch ihre statischen und dynamischen Reizantworten beschrieben. Durch die Wirkung der Erdgravitation als Linearbeschleunigung läßt sich in unterschiedlichen Kopflagen die Sensitivität für statische Reize überprüfen. Für die tieffrequente Reizung stehen eine Reihe unterschiedlicher Verfahren für klinische Belange zur Verfügung. Analog zur Situation der Bogengangsdiagnostik stehen auch für die Otolithen bislang nur wenige Verfahren zur seitengetrennten Reizung zur Verfügung. Selektive Reizung der beiden Maculaorgane, Utriculus und Sacculus, ist bislang nicht möglich. Der Vielfalt an Reizverfahren stehen bislang Registriertechniken gegenüber, die eine Beurteilung der Otolithenfunktion ohne Überlagerung durch das Zentralnervensystem erschweren.

selektive Reizung nicht möglich

Statische Reizverfahren

Stimulation der Otolithenorgane mit kontinuierlicher Einwirkung einer konstanten Linearbeschleunigung wird als statische Reizung bezeichnet. Die Kippung des Patienten um die x-(antero-posterior)- und y-(links-rechts)-Achse ist seit langem als Provokation für Schwindelbeschwerden bekannt. Für die klinische Prüfung

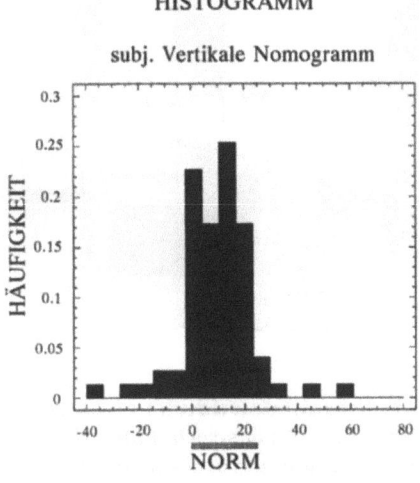

Abb. 1. Befundnomogramm der statischen Kippung und Bestimmung der subjektiven Vertikalen. Aufgetragen ist jeweils die Differenz der Neigung der subjektiven Vertikalen bei Rechts- und Linkskippung

ist zu berücksichtigen, daß keine lineare Beziehung zwischen der Kippung eines Individuums und der subjektiven Empfindung oder objektivierbaren Reizantworten besteht (Graybiel, Patterson, 1955, Mittelstaedt, 1983). Dementsprechend wurden für die statische Kippung in der klinischen Diagnostik Winkel zwischen 5° und 20° ausgewählt (Westhofen, 1991).

Die Patienten werden hierzu auf einer planen, gut gepolsterten Sitzfläche zur Reduzierung sensibler Begleiteffekte plaziert. Visuelle Einflüsse werden durch eine Augenklappe verhindert. Wegen der niedrigen Geschwindigkeit beim Kippmanöver ist das Lagern des Kopfes in einer Kopfmulde hinreichend, um den Kopf zu fixieren. Die Kippung wird in lateraler Richtung um 5°, 10° und 20° nach rechts und links durchgeführt. Nach den Umlagerungen wird jeweils 20 s bis zur Aufzeichnung der Reaktion des Patienten gewartet. Zur Befundaufzeichnung eignen sich die weiter unten geschilderten Verfahren zur Bestimmung der subjektiven Vertikalen. Nomogramme für klinische Diagnostik wurden an der Hamburger Klinik erstellt und werden für die klinische Routine eingesetzt (Abb. 1).

Bestimmung der subjektiven Vertikalen

exzentrische Rotation

Die exzentrische Rotation um eine erdvertikale Achse kann ebenfalls zur statischen Reizung der Otolithenorgane herangezogen werden. Dazu muß nach vollständigem Abklingen der Nystagmusantwort auf Drehbeschleunigung, d.h. während konstanter Drehgeschwindigkeit, untersucht werden, um kupuläre Reizantworten zu vermeiden. Die exzentrische Rotation ist bislang noch nicht weit verbreitet und wird nicht in einheitlicher Weise durchgeführt. Die interaurale Achse des Patienten kann zur exzentrischen Rotation auf dem Radius oder der Tangente der Rotation liegen. Im ersten Fall wird das außen liegende Ohr infolge der

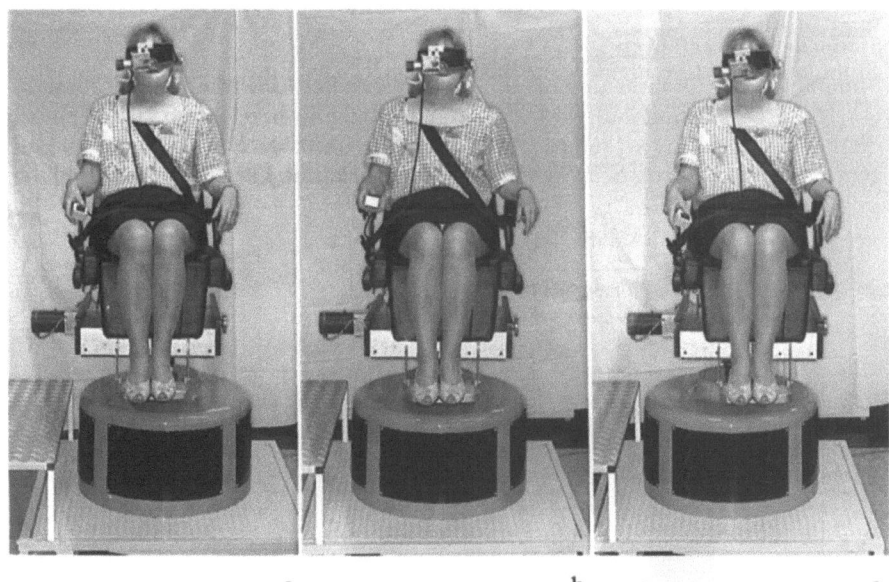

a   b   c

Abb. 2. Seitengetrennte Untersuchung der Otolithenfunktion durch exzentrische Rotation mit Drehachse durch das linke Labyrinth (a), das rechte Labyrinth (c) und in regelhafter Stellung des Drehstuhls bei Beginn der Untersuchung. Kinn- und Nackenstütze zur Vermeidung von Kopfneigung während der Untersuchung. Brillenkonstruktion zur Bestimmung der subjektiven Vertikalen. Eine fluoreszierende Scheibe wird durch den Patienten elektrisch bewegt. Die Position kann auf einer Anzeige außerhalb des Drehstuhls während der Messung beobachtet werden

höheren Zentrifugal- und Tangentialkraft geringfügig stärker gereizt als das innen liegende. Im zweiten Fall wird beidseits mit identischer Intensität stimuliert. Beide Verfahren führen zu einer vorwiegenden, jedoch nicht ausschließlichen Utriculusreizung. Die Drehgeschwindigkeit liegt abhängig vom Untersucher zwischen 60°/s und 180°/s. Die Phasen der Drehbeschleunigung mit 20°/s² währen über jeweils 60 s bei Be- und Entschleunigung. Die Drehrichtung hat auf die Reizantworten keinen wesentlichen Einfluß. Neben Nystagmusantworten wird die Gegenrollung der Bulbi und die subjektive Vertikale zur Registrierung der Reizantwort herangezogen. Eine Reihe von Untersuchern geht davon aus, daß durch exzentrische Rotation der Utriculus selektiv oder zumindest weit überwiegend gereizt wird (Koizuka et al., 1991, Takeda et al., 1991). Aufgrund der speziellen Anatomie der Maculae, insbesondere unter Berücksichtigung ihrer dreidimensionalen Struktur und ihrer physiologischen Daten, erscheint uns eine selektive Utriculusreizung auf diesem Wege jedoch nicht möglich. Die bislang hierfür eingesetzten Apparaturen sind aus technischen Gründen für den Routinebetrieb in otochirurgischen Kliniken nur bedingt geeignet.

Von der Arbeitsgruppe um von Baumgarten wurde eine Modifikation der exzentrischen Rotation vorgeschlagen, die in modifizierter Technik auch an der Hamburger Klinik eingesetzt wird (Westhofen, 1991, Wetzig et al., 1991) (Abb. 2 a–c). Hierzu wird die Rotation mit konstanter Geschwindigkeit um eine erdvertikale Achse durchgeführt, die durch das kontralaterale Labyrinth läuft. Dadurch entsteht im Drehzentrum keine überschwellige Linearbeschleunigung, während das außen liegende Labyrinth eine Reizung durch Zentrifugal- und Tangentialkraft erfährt. Die einwirkende Linearbeschleunigung beträgt dabei 0,07 g. Das entspricht einem Neigungswinkel von 4°. Die Bestimmung der subjektiven Vertikalen oder die Videookulografie zur Messung torsionaler Augenbewegungen können zur Registrierung der Otolithenreaktion eingesetzt werden. Nomogramme für den klinischen Einsatz wurden an der Hamburger Klinik erstellt (Abb. 3). Da die Lage des Labyrinths nicht bekannt ist, müssen Untersuchungen mit mehreren Distanzen der exzentrischen Verschiebung des Stuhls nacheinander erstellt werden. Die Entnahme der entsprechenden Maße aus dem axialen Computerto-

Utriculusreizung

Gegenrollung der Bulbi

Reizung durch Zentrifugal- und Tangentialkraft

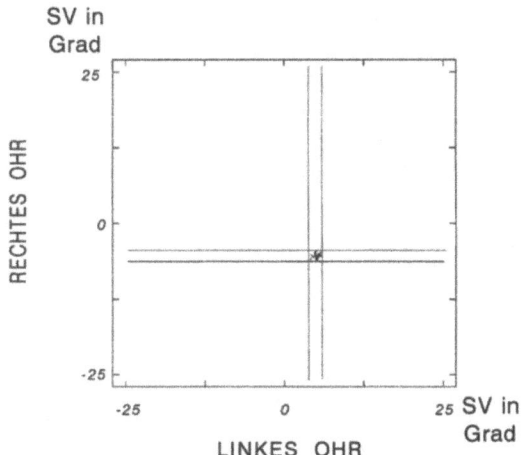

Abb. 3. **Befundnomogramm der exzentrischen Rotation mit Markierung der Normalwerte an 40 Gesunden**

mogramm wird derzeit erprobt. Die Akzeptanz der Untersuchungen ist auch für Patienten mit Schwindelbeschwerden gut. Wenn die Verlagerung der Drehachse in der Phase nach Sistieren der rotatorischen Bogengangsantworten erfolgt, ist mit Übelkeit nicht zu rechnen.

Dynamische Verfahren

Parallelschaukel Linearschlitten

Für geradlinige Beschleunigung stehen die Parallelschaukel und der Linearschlitten zur Verfügung (Benson et al., 1986, Jongkees, Philipszoon, 1962). Da unter Erdschwere die Resultierende aller Linearbeschleunigungen durch eine erdhorizontale Bewegung um einen Betrag gekippt wird, der von der Intensität der horizontalen Beschleunigung abhängt, sind Geräte mit Beschleunigungswerten von > 0,4 g notwendig. Die Konstruktionen sind vergleichsweise aufwendig und groß dimensioniert. Sie haben daher bislang keinen breiten Eingang in die klinische Diagnostik gefunden.

Die Parallelschaukel ist eines der ersten modernen Otolithenreizmedien (Jongkees, Philipszoon, 1962). Sie besteht aus einem an der Labordecke aufgehängten Gestänge, das über Gelenke mit einer Liegefläche verbunden ist. Der motorische Antrieb bewirkt eine nahezu geradlinige Hin- und Rückbewegung der Liege. Reizantworten werden nystagmografisch (okulografisch) registriert. Die Reizapparatur weist Dimensionen auf, die das Maß der meisten klinischen Funktionslabors überschreiten. Die okulografischen Antworten bestehen aus *langsamen kompensatorischen Augenbewegungen*, deren Periodik der Bewegung der Parallelschaukel entspricht. Eine seitengetrennte Beurteilung der Otolithenfunktion ist mit Einschränkungen möglich. Die beobachteten Augenbewegungen sind in ähnlicher Weise auch bei der Schrägachsenrotation (s. u.) zu beobachten.

Linearbeschleunigungsschlitten bestehen aus einem Sitz für den Patienten, der auf einer Schienenführung gelagert ist. Der *motorische Antrieb verschiebt den Patienten geradlinig lateral oder antero-posterior*. Dabei werden Beschleunigungswerte von bis zu 0,4 g erreicht (Benson et al., 1986). Reizantworten werden okulografisch ermittelt. Die Effektivität der Linearschlittenreizung ist unter Erdschwere begrenzt, da nicht eine reizabhängig auftretende Kraft vorliegt, sondern eine vor und nach Reizung einwirkende Beschleunigung reizabhängig ihre Richtung ändert (vgl. oben). Die Richtungsänderung der auf das Labyrinth einwirkenden Beschleunigung ergibt sich aus dem Verhältnis von Erdbeschleunigung und Schlittenbeschleunigung. Daraus ergibt sich eine Stimulation, die einer Kippung von 2° bei einer Reizschwelle von 2,3° für die Maculae entspricht.

Bratspießdrehung

Die Bratspießdrehung (barbecue rotation) setzt den Patienten/Probanden einer Rotation um eine horizontale Achse aus. Bei konstanter Rotationsgeschwindigkeit ändert sich die Richtung des Beschleunigungsvektors der Erdschwere in bezug auf das Labyrinth. Es liegt damit eine periodische Reizung der Maculaorgane vor, da aufgrund der dreidimensionalen Struktur der Maculae eine definierte Beschleunigungsrichtung jeweils nur einen umgrenzten Anteil der Macula reizt. Es lassen sich reizabhängig periodische Augenbewegungen und Nystagmusantworten feststellen (Guedry, 1965, 1970). Die Untersuchung erfordert hohen sicherheitstechnischen Aufwand, insbesondere aufwendige Fixierung der Patienten. Aufgrund der Erfahrungen mit Gesunden dürfte mit geringer Akzeptanz durch Patienten mit Schwindelbeschwerden zu rechnen sein.

Schrägachsenrotation

Die Schrägachsenrotation (off-vertical-axis-rotation) ist eine Modifikation der zuvor genannten Bratspießdrehung (Guedry, 1965). Sie wird an der Hamburger Klinik für klinische Routineuntersuchungen eingesetzt (Westhofen, 1991, 1992) (Abb. 4a, b). Bei konstanter Rotationsgeschwindigkeit ändert sich auch bei der Schrägachsenrotation die Richtung der linearen Beschleunigung in der Periode

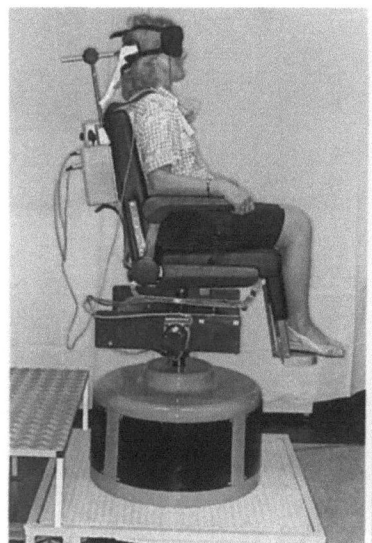 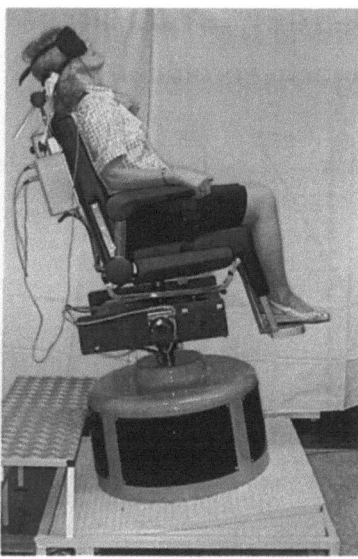

Abb. 4. Schrägachsenrotation zur Untersuchung der dynamischen Otolithenfunktion. Zur Demonstration ist die in Abb. 2 gezeigte Kinn- und Nackenstütze abgenommen. Augenklappe und darunterliegende Nystagmografieelektroden. Normalposition des Drehstuhls während der Drehbeschleunigung (a), Kippung der Einheit um 10° während der konstanten Drehgeschwindigkeit (b)

der Rotation. Die Phase der Drehbeschleunigung des Systems wird um eine vertikale Achse durchgeführt, um eine simultane Reizung der Cupulae und Maculae zu vermeiden. Die simultane Reizung der Maculae und Cupulae führt nämlich in etwa 25% der Fälle zu Übelkeit, in ca. 5% der Untersuchungen bis zu 20 min nach der Untersuchung zu Übelkeit und Erbrechen. Die maximale Drehgeschwindigkeit beträgt 180°/s. Nach Abklingen der per- und postrotatorischen Nystagmusreaktion wird der gesamte Drehstuhl während der Rotation mittels einer motorisch bewegten Bühne um 10° gekippt. Während dieser Phase ist keine Drehbeschleunigung wirksam. In der Periodik der Rotation ändert der Schwerkraftvektor seine Angriffsrichtung auf die Labyrinthe. Nach 180 s wird die Bühne in die Horizontale zurückbewegt. Daraufhin wird der Drehstuhl entschleunigt. Nystagmusantworten und langsame Augenbewegungen werden elektrookulografisch registriert. Es kommt zu langsamen kompensatorischen Augenbewegungen, die der bei Parallelschaukelstimulation entspricht. Darüber hinaus entstehen Nystagmen, die lageabhängig, d. h. periodisch simultan mit der Rotation, ihre Richtung ändern. Die Nystagmen sind drehrichtungsabhängig. Die Untersuchung wird daher nacheinander in beide Rotationsrichtungen durchgeführt. Zum Untersuchungsumfang gehört jeweils eine gleichartige Rotation um die erdvertikale Achse, um Nystagmusgeneration durch sensible oder propriozeptive Wahrnehmung auszuschließen. Die Patienten werden während der Untersuchung in einer speziellen Kopfhalterung fixiert. Für die Untersuchung liegen an der Hamburger Klinik erstellte Befundnomogramme vor, die die Nystagmusreaktionen in beide Nystagmusrichtungen bei beiden Drehrichtungen berücksichtigen (Abb. 5).

Zur kombinierten Stimulation der Otolithenorgane und der Bogengänge stehen die dynamische Posturografie und die thermische Reizung in Supinations- und Pronationslage zur Verfügung.

Periodik der Rotation Schwerkraftvektor ändert Angriffsrichtung

gleichartige Rotation um die erdvertikale Achse

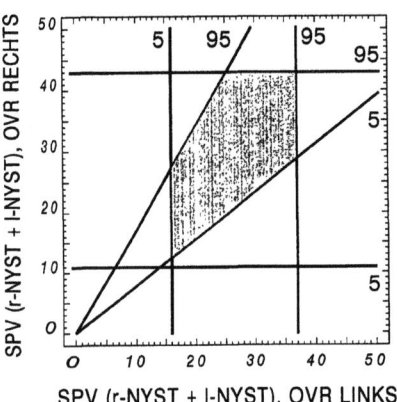

Abb. 5. **Befundnomogramm der Schrägachsenrotation. Markierung der Normbereichszone (Perzentilen) grau**

dynamische Posturografie

Die dynamische Posturografie entspricht einer konventionellen stabilometrischen Untersuchung mit Kippung der Untersuchungsplattform um die antero-posteriore und die transversale Achse. Während der Kippbewegungen wird die Körperschwankung des Patienten über Druckaufnehmer in der Standfläche registriert und aufgezeichnet. Visuelle Wahrnehmung wird dabei mittels einer lichtdichten Abdeckung unterdrückt. Die resultierenden Körperschwankungen geben Aufschluß über die koordinierte Funktion vestibulärer Zentren (Ödquist et al., 1991). Eine differenzierte Information über das Labyrinth ist nur schwer zugänglich.

Die thermische Prüfung wird bei Patienten, bei denen die Nystagmusantwort auf Reiztemperaturen von 30 °C und 44 °C nicht erkennbar ist, mit einer Spültemperatur von 20 °C wiederholt. Damit auch für diese Starkreiztechnik für jedes Ohr zwei Spülmanöver mit gegenläufigen Nystagmusrichtungen entstehen, werden die Spülungen jeweils in Rückenlage mit 30° erhobenem Kopf und zusätzlich in Bauchlage mit 30° gesenktem Kopf durchgeführt. Die bei gesundem Labyrinth zu beobachtende Nystagmusanwort mit entgegengerichteten Nystagmen in Supination und Pronation erfordert neben regelrechter thermischer Antwort des lateralen Bogengangs auch die Integrität der Otolithenorgane (Engelke et al., 1992). Bei Ausfall der Otolithenfunktion ist die thermische Reaktion durch Lagerung nicht umkehrbar.

Verfahren zur Objektivierung der Reizantworten

vestibulookulärer Reflex führt zu einer Gegenrollung der Bulbi

Der vestibulookuläre Reflex führt nach ein- oder beidseitiger Reizung der Otolithenorgane zu einer Gegenrollung der Bulbi. Diese Rotation der Bulbi um die Sehachse führt zu einer partiellen Kompensation der verschobenen visuellen Vertikalen durch Lateralkippung des Kopfes. Die Gegenrollung und die subjektive Vertikale sind allerdings nicht in Form einer linearen Funktion mit dem Kippwinkel verknüpft (Shirabe et al., 1986, Takeda et al., 1991, Westhofen, 1991).

Die Gegenrollung läßt sich elektrookulografisch nicht erfassen. Für ihre Aufzeichnung sind daher fotografische und videooptische Techniken vorgeschlagen worden

(Clarke, Scherer, 1987, Shirabe et al., 1986, Westhofen, 1991). Hierzu wird jeweils, um den vestibuloökulären Reflex nicht durch visuelle Einflüsse zu unterdrücken, in Infrarotbeleuchtung untersucht. Es wird ein Bild der Iris vor Reizung mit einem Bild während der Reizung verglichen. Der Vergleich der fotografischen Bilder erfordert hohen Zeitaufwand. Grenzen der Methode sind bei Patienten mit schwach strukturierter, homogen dunkler oder sehr heller Iris erkennbar. In diesen Fällen sind die Drehwinkel der Gegenrollung nicht eindeutig zu bestimmen. Da bei einer Lateralkippung des Kopfes von 20° mit einer Gegenrollung von nur 5° beim Gesunden zu rechnen ist, ist die Befundung einer reduzierten Antwort mit nur kleinen Winkeln der Gegenrollung nicht immer ausreichend zuverlässig.

Eine spürbare Verbesserung zur Aufzeichnung der Gegenrollung und Erfassung torsionaler Augenbewegungen stellt daher die Videookulografie dar (Clarke, Scherer, 1987). Dabei wird aus digitalisierten Infrarot-Videobildern der Iris der Drehwinkel des Bulbus innerhalb der Bildserie bestimmt. Die Gegenrollung des Bulbus läßt sich als okulografische Kurve darstellen. Die Quantifizierung der Bewegung und die Beobachtung ihres zeitlichen Ablaufs sind damit erstmals möglich. Simultane Aufzeichnung der Reizgröße und der Reizantwort erlauben eine übersichtliche Befundung. Bislang stehen die hohen Anschaffungskosten einer breiten klinischen Anwendung der Methode im Wege.

Für klinische Belange ist die Bestimmung der subjektiven Vertikalen leichter und ohne hohen instrumentellen Aufwand durchzuführen. Zwischen visueller und haptischer Vertikalen ist zu unterscheiden (Clark, Graybiel, 1964, Mittelstaedt, 1983, Westhofen, 1991). Die subjektive Vertikalempfindung wird durch makuläre, visuelle und sensible Afferenzen beeinflußt. Da beim Gesunden die reale Vertikale und die subjektive Vertikale nur bei aufrechter, nicht gekippter Position übereinstimmen, läßt sich die subjektive Vertikale jeweils definierten Kippwinkeln zuordnen. Der Kippwinkel des Kopfes wird vorwiegend aus der Richtung der Erdschwere durch makuläre Afferenzen vermittelt. Statt einer Kippung des Kopfes ist daher zur Reizung auch die oben erwähnte exzentrische Rotation geeignet, die zu einer nur einseitig angreifenden Richtungsänderung des Beschleunigungsvektors führt. Der subjektive Vertikaleindruck (visuelle Vertikale) entspricht dem visuellen Bild einer Linie, die nach subjektiver Einschätzung des Individuums senkrecht verläuft. Die Vertikalempfindung wird darüber hinaus auch durch propriozeptive Afferenzen vermittelt. Dabei spielen neben der zervikalen Tiefensensibilität auch die epikritische Sensibilität an Stamm und Extremitäten eine Rolle (haptische subjektive Vertikale). In diesem Zusammenhang kommt der exzentrischen Rotation gegenüber der Kippung ein Vorteil zu, da die resultierenden Kraftvektoren auf das Labyrinth und auf die sensiblen Rezeptoren nicht übereinstimmen. Sie erlaubt daher eine gezieltere Labyrinthstimulation.

Die Bestimmung der subjektiven Vertikalen nach statischer Reizung der Otolithenorgane kann mit drehbaren Linien erfolgen, die der Patient im Blickfeld entsprechend seinem Vertikaleindruck einstellt. Durch den Patienten einstellbare Leuchtdiodenleisten wurden von verschiedenen Autoren vorgeschlagen. Für die Bestimmung der subjektiven Vertikalen bei der exzentrischen Rotation wurde eine von von Baumgarten et al. vorgeschlagene Brillenkonstruktion weiterentwickelt (Westhofen, 1991, Wetzig et al., 1991). Der Patient fixiert über eine Linse von 15 dpt, die ggf. für Fehlsichtigkeit ergänzt werden kann, eine Scheibe. Auf dieser ist eine Linie mit fluoreszierendem Material markiert, so daß eine Orientierung über den Lichteinfall der Brillenillumination ausgeschlossen ist. Über einen Stellmotor kann der Patient die Stellung der Linie verändern und seinem Vertikaleindruck anpassen. Die Scheibe liegt auf einer Achse mit einem Präzisionswinkelgeber, der ein Ablesen des Drehwinkels der Scheibe bei bewegtem Drehstuhl zuläßt.

Videookulografie

subjektiv Vertikale

subjektiv entspricht dem visuellen Bild einer Linie

exzentrische Rotation

gezieltere Labyrinthstimulation

Elektrookulografie Die Nystagmographie (Elektrookulografie) ist zur Aufzeichnung horizontaler und vertikaler Augenbewegungen geeignet. Periodische Augenbewegungen treten bei dynamischer Stimulation der Otolithenorgane auf. Langsame und nystagmiforme Augenbewegungen sind nebeneinander zu beobachten. Untersuchungen an einseitig labyrinthektomierten Patienten zeigen, daß die Nystagmuskomponente die Labyrinthfunktion widerspiegelt. Die Inhomogenität der Nystagmusantworten, *Okulogramme* ihre kleine Intensität und die starke Artefaktbelastung der Okulogramme erschweren die manuelle Analyse der Nystagmogramme. Automatische Nystagmusanalyse oder Videookulografie sind daher dringend zu empfehlen. Langsame Augenbewegungen treten in Phase mit der periodischen Otolithenreizung auf. Nach eigenen Erfahrungen sind sie nicht mit der Labyrinthfunktion, sondern der zentralnervösen vestibulären Funktion zu korrelieren (Guedry, 1965, Janeke et al., 1970, Westhofen, 1992).

Die Posturografie dokumentiert laterale und antero-posteriore Körperschwankungen. Simultane Elektromyografie der Suralismuskulatur verbessert die Erkennung kompensatorischer Bewegungen in den unteren Extremitäten und Aggravation von Körperschwankungen (Ödquist et al., 1991). Neben labyrinthären und proprioceptiven Reizeinflüssen ist für die Beurteilung der Befunde auch die vestibulospinale Funktion zu berücksichtigen. Während das Verfahren für die Beurteilung der Belastbarkeit des vestibulären Systems wertvoll ist, gelingt die selektive Befundung makulärer Krankheitsbilder nicht ohne Einschränkungen.

Krankheitsbilder mit Funktionsstörungen der Maculae

Definitive isolierte Funktionsausfälle oder Störungen der Otolithenorgane sind rar. Einer der frühesten Berichte stammt von Meyer zum Gottesberge und Plester (1965). Sie hatten während der Stapedektomie Irritationen der Sacculus-Macula vorgenommen. Die Patienten hatten akuten Kippschwindel berichtet. Weiter-
akuter Kippschwindel gehende Folgen wurden nicht mitgeteilt. Heutzutage treten Krankheitsbilder mit vergleichbarem Beschwerdebild selten dann auf, wenn ein Piston zu tief ins Vestibulum eintaucht oder aber, wie von Schuknecht beschrieben, der Abstand zwischen Macula und Fußplatte im lateralen Anteil weniger als 0,5 mm beträgt.
kontinuierliche Reizung Die kontinuierliche Reizung der Sacculus-Macula führt zu einer Beeinträchtigung
der Sacculus-Macula der statischen Otolithenfunktion, wie von uns früher gezeigt werden konnte.

Im Rahmen von Labyrinthausschaltungen wegen M. Menière treten ebenfalls vergleichbare Beschwerden auf, die allerdings von einem Bogengangsausfall begleitet werden. Die Patienten berichten über ein Gefühl, wie auf Watte zu gehen.
Drehschwindel wird Drehschwindel wird nicht berichtet. Die Patienten bieten eine gestörte Lageemp-
nicht berichtet findung im Raum. Die subjektive Vertikale unter statischer Kippung ist asymmetrisch deviiert. Die Nystagmusantwort bei Schrägachsenrotation ist asymmetrisch. Bei exzentrischer Rotation zur seitengetrennten Prüfung ist einseitig keine Antwort des Otolithenorgans zu erhalten.

Maculaausfälle treten bisweilen bei M. Menière auf. Bei zwei unserer Patienten beobachteten wir bei nicht mehr nachweisbarer Bogengangsfunktion fortgesetzte Schwindelattacken mit Tinnitus und Hörminderung. Die Patienten berichteten über eine deutliche Änderung der Schwindelsymptomatik im Vergleich zu den bekannten Menière-Attacken. Gleichzeitig war die thermische Antwort der entsprechenden Seite ausgefallen. Bei exzentrischer Rotation war beidseits eine Otolithenreaktion feststellbar. Die statische Otolithenantwort war asymmetrisch. In einem der beiden Fälle war nach Sistieren der Anfälle einseitig die Otolithenfunktion mittels exzentrischer Rotation nicht mehr nachweisbar. Im zweiten Falle perpetuieren die Beschwerden. Die Otolithenfunktion ist bislang weiterhin nachweisbar.

Destruktionen der Otolithenfunktion führen bei einer kleinen Gruppe von Patienten zu einem charakteristischen klinischen Bild gestörter Augenmotilität. Es handelt sich um die Ocular Tilt Reaction. Sie besteht aus einer Seitwärtsneigung des Kopfes, einer tonischen torsionalen Augenbewegung und einer tonischen Deviation des Bulbus nach unten, jeweils der Seite der Schädigung entsprechend. Aufgrund tierexperimenteller und veterinärmedizinischer Berichte werden Schäden des Utriculus und N. utricularis als Ursache genannt. Die weit überwiegende Anzahl von Fallberichten über Patienten mit Ocular Tilt Reaction betreffen Einblutungen oder Ischämiezonen im Nucleus interstitialis Cajal sowie im medialen Thalamus. Die Kopf- und Bulbusdeviationen sind klinisch nicht immer einfach zu beurteilen. Die tonische Bulbustorsion ist ohne Fundusphotographie beidseits nicht zu erkennen (Brandt et al., 1988, Halmagyi, 1991).

Ocular Tilt Reaction

Bisherige Erfahrungen mit der Otolithendiagnostik

Die Bestimmung der subjektiven Vertikalen unter statischer Kippung gehört an der Hamburger Klinik zum Standarduntersuchungsprogramm ausführlicher Vestibularisprüfung. Sie dient gleichzeitig als Screening-Verfahren über pathologische Lagewahrnehmung. Bei pathologischen Befunden und bei fehlender Kongruenz von Anamnese und Befunden erfolgen stufenweise die Schrägachsenrotation und die exzentrische Rotation.

Bislang hat sich dabei an 584 Patienten die Verteilung der Befunde wie in Abb. 6 ergeben. In 8% der Fälle wurde allein mit der Otolithendiagnostik otogener Schwindel ausgeschlossen. Bei 32% der Patienten mit Morbus Menière ergaben sich pathologische Befunde der Otolithenfunktion. Bei 12% der Menièrepatienten hatten diese Befunde Einfluß auf die Therapieentscheidung, insbesondere für die operative Therapie.

Bestimmung der subjektiven Vertikalen unter statischer Kippung gehört zum Standarduntersuchungsprogramm

BOGENGANG- UND OTOLITHENFUNKTION

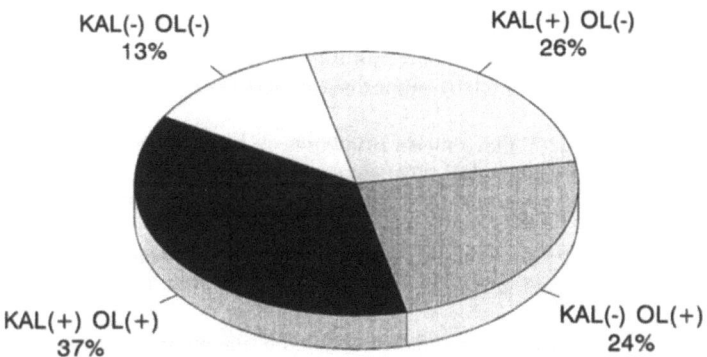

Abb. 6. Verteilung der Befunde bei 584 Schwindelpatienten bei Bogengangs- und Otolithenprüfungen

Konklusion

Eine Reihe von Schwindelbeschwerden otogener Ursache betreffen isoliert oder in Kombination die Otolithenorgane. Diese Patienten werden bei Beschränkung der otologischen Diagnostik auf die Bogengangsfunktionen oft trotz ausführlicher otologischer und neurologischer Diagnostik der Gruppe „Schwindel unklarer Genese" zugeordnet. Die Diagnostik der Otolithenfunktionsstörungen hat die statische und dynamische Funktion getrennt zu berücksichtigen. Für die klinische Untersuchung steht für das Otolithenscreening und die Untersuchung der statischen Funktion die Bestimmung der subjektiven Vertikalen unter statischer Kippung zur Verfügung. Seitengetrennte Otolithenfunktionsprüfung erfordert eine exzentrische Rotation um die Labyrinthachse. Für die klinische Untersuchung der dynamischen Funktion ist die Schrägachsenrotation geeignet. Für sämtliche Testverfahren stehen quantitative Nomogramme zur Verfügung.

Konzept der Behandlung otogener Otolithenerkrankungen

Der erste Therapieansatz zielt stets auf die Unterstützung der vestibulären Kompensation. Eine Reihe von physikotherapeutischen Ansätzen ist hierfür vorgeschlagen. Bei Therapieversagern ist die operative Therapie zu diskutieren. Funktionserhaltende Verfahren sind bislang nur für den M. Menière bekannt. Selektive Destruktionsverfahren der Otolithenorgane und der singulären Nerven sind derzeit in der experimentellen chirurgischen Phase. Bislang stehen allein die destruktiven Verfahren zur Verfügung, die einen Hörerhalt, nicht aber einen Erhalt der Bogengangsfunktion gestatten. Gerade für diese Therapieentscheidungen ist der seitengetrennte Funktionstest in Form der exzentrischen Rotation unverzichtbar.

Literatur

Benson AJ, Spencer MB, Stott JRR (1986) Thresholds for the detection of the direction of whole-body linear movement in horizontal plane. Aviat Space Environ Med **57**: 1088-1096

Brandt T, Dietrich M, Fries W (1988) Otolithic Tullio phenomenon typically presents as paroxysmal ocular tilt reaction. Adv Oto Rhino Laryngol **42**: 153-156

Budelli R, Macadar O (1981) Dynamic properties from utricular afferents. In: Gualtierotti T (ed) The Vestibular System: Function and Morphology, S 374-392. Springer, New York Heidelberg Berlin

Clark B, Graybiel A (1964) Perception of the postural vertical following prolonged bodily tilt in normals and subjects with labyrinthine defects. Acta Otolaryngol Stockh **58**: 143-148

Clarke AH, Scherer H (1987) Video meliora proboque – Eine Verbesserung der Frenzelbrille? Arch Otorhinolaryngol **245**: 373-374

DeVries HL (1950) The mechanics of the labyrinth otoliths. Acta Otolaryngol Stockh **38**: 262-269

Engelke JC, Lebender M, Westhofen M (1992) Erkennung der pseudokalorischen Nystagmusreaktion durch rechnergestützte Nystagmusanalyse. Arch Oto Rhino Laryngol Suppl **II**: 156

Graybiel A, Patterson JC (1955) Threshold stimulation of the otolith organs as indicated by the oculogravic illusion. J Appl Physiol **7**: 666-670

Guedry FE (1965) Orientation of the rotation axis relative to gravity: Its influence on nystagmus and the sensation of rotation. Acta Otolaryngol Stockh **60**: 30-37

Guedry FE (1970) Effects of concomitant stimulation of the semicircular canals and otoliths by "barbecue spit" rotation, rotation about a tilted axis, and other forms of stimulation. Excerpta Medica Oto Rhino Laryngol Int. Congress Series No 206, S. 440–448

Halmagyi GM, Curtoys IS, Brandt TH, Dieterich M (1991) Ocular tilt reaction: Clinical sign of vestibular disorder. Acta Otolaryngol Stockh Suppl **481**: 47–50

Janeke JB, Jongkees LBW, Oosterveld WJ (1970) Relationship between otoliths and nystagmus. Acta Otolaryngol Stockh **69**: 1–6

Jongkees LBW, Philipszoon AJ (1962) Nystagmus provoked by linear accelerations. Acta Physiol Pharmacol Neerl **10**: 239–247

Jongkees LBW (1967) On the otoliths: Their function and the way to test them. NASA **152**: 307–330

Koizuka I, Takeda N, Sato S, Sakagami M, Matsunaga T (1991) Centric and excentric VOR tests in patients with Menière's disease and vestibular Menière's disease. Acta Otolaryngol Suppl Stockh **481**: 55–58

Meyer zum Gottesberge A, Plester D (1965) Nachweis der statischen Funktion des Sacculus beim Menschen. Arch Ohr Nas Kehlk **184**: 254–258

Mittelstaedt H (1983) A new solution to the problem of the subjective vertical. Naturwissenschaften **70**: 272–281

Ödquist LM, Ledin T, Möller C (1991) Dynamic posturography. In: Haid CT (ed) Vestibular Diagnosis and Neuro-Otosurgical Management of the Skull Base, S. 90–98. Demeter, Gräfelfing

Shirabe S, Soda T, Kawano M, Shiraishi K (1986) Eye movements induced by lateral tilt and testing of otolithic function. Arch Oto Rhino Laryngol **243**: 153–157

Smith C (1956) Microscopic structure of the utricle. Ann Otol Rhinol Laryngol **65**: 450–463

Takeda N, Igarashi M, Koizuka I, Chae SY, Matsunaga T (1991) Vestibuloocular reflex in excentric rotation in squirrel monkeys. Am J Otolaryngol **12**: 185–190

Westhofen M (1991) Subjective vertical during static tilt: A method of clinical testing of otolith organs. In: Haid CT (ed) Vestibular Diagnosis and Neuro-Otosurgical Management of the Skull Base, S. 109–113. Demeter, Gräfelfing

Westhofen M (1991) Die klinische Diagnostik der Otolithenfunktion. Oto Rhino Laryngologia Nova **1**: 26–36

Westhofen M (1992) Otolithenfunktionstest durch Rotation um schräge Achse. – Normierung und klinische Befunde. Arch Oto Rhino Laryngol Suppl **II**: 152

Wetzig J, Reiser M, Martin E, Bregenzer N, von Baumgarten EJ (1991) Unilateral Centrifugation of the otoliths as a new method to determine bilateral asymmetries of the otolith apparatus in man. (Unveröffentlichtes Manuskript)

Der zervikogene Schwindel

M. Hülse, Mannheim

Einleitung

funktionelle Störungen im Bereich der oberen Halswirbelsäule

Unter zervikogenem Schwindel wird ein Schwindel verstanden, der durch funktionelle Störungen im Bereich der oberen Halswirbelsäule hervorgerufen wird. Davon abzugrenzen ist eine Schwindelsymptomatik, die im Rahmen einer vertebro-basilären Insuffizienz (VBI) zu sehen ist. Unter VBI versteht man flüchtige Herdsymptome, die durch eine vorübergehende Mangelversorgung von Hirnarealen zustandekommen, die dem Versorgungsgebiet der Aa. vertebrales bzw. der A. basilaris zugehören. Es umfaßt das Kleinhirn, den Hirnstamm und die Okzipitallappen sowie basale Anteile der Temporallappen. Es bestehen fließende Übergänge zu leichten Hirnstamminfarkten (Neundörfer, 1988). Die kontroverse Diskussion über den zervikogenen Schwindel betrifft nicht die Symptomatik bei der VBI, wenn diese auch viel seltener zu beobachten ist, als früher angenommen wurde, sondern vielmehr die Schwindelbeschwerden, die durch Störungen der somatosensiblen Afferenzen aus dem Kopfgelenksbereich ausgelöst werden.

Störungen der somatosensiblen Afferenzen aus dem Kopfgelenksbereich

Daß funktionelle Störungen im Kopfgelenksbereich zu Schwindelbeschwerden und Gleichgewichtsstörungen führen können, ist heute kaum mehr ernsthaft zu bestreiten. Früher nur von manualtherapeutischer Seite (u. a. Gutmann und Biedermann, 1984, Lewit, 1992, Wolff, 1988, Zenner, 1987) behauptet, wird heute auch von halsnasenohrenärztlicher Seite (so von Decher, 1969, Hülse, 1983, 1990, 1991, Jongkees, 1969, Liedgren, 1979, Oosterveld, 1991, Scherer, 1985, Scholtz, 1988, Seifert, 1987, 1990, Terrahe, 1985) und von neurologischer Seite (Jansen, 1993) auf die Bedeutung einer solchen zervikogenen Schwindelsymptomatik hingewiesen.

Zahlreiche elektrophysiologische, neuroanatomische und klinische Arbeiten aus neuerer Zeit kristallisieren immer schärfer ein Krankheitsbild der funktionellen Kopfgelenksstörung heraus, dem auch der zervikogene Schwindel zugeordnet werden muß.

Koordination von Kopf-, Augen- und Körpermotorik

Wegen der Beweglichkeit des Halses ist die Kopfstellung nicht immer identisch mit der Körperstellung, so daß die Lage des Individuums im Raum nur durch die kombinierte Verrechnung von vestibulären (Kopfstellung) und propriozeptiven Impulsen aus den Halsrezeptoren erfaßt werden kann. Die Koordination von Kopf-, Augen- und Körpermotorik erfordert also die „Verrechnung" labyrinthärer, visueller und propriozeptiver Impulse. Neuhuber et al. (1992) sprechen von einer Schlüsselrolle der Propriorezeptoren im Kopfgelenksbereich bei der Koordination von Kopf- und Augenbewegungen, sowie bei der Kontrolle der Körper- und Extremitätenstellung. Um einem bewegten Objekt mit dem Blick folgen oder etwas gezielt greifen zu können, muß in die motorischen Kommandos an die beteiligten Muskeln stets auch die Information über die Kopf- und Körperstellung eingehen.

Halsmuskeln

Halsmuskeln, insbesondere die kürzeren, gelenknahen, sind ungewöhnlich reich an Muskel- und Sehnenspindeln, Lamellenkörperchen und anderen Rezeptortypen (Dutia, 1991). Es wird heute eher angenommen, daß die für die Raumorientierung wichtigen Informationen über die Kopf-zu-Rumpfpositionen hauptsächlich von diesen muskulären Rezeptoren stammen und weniger von den Rezeptoren (v. a. Lamellenkörperchen) in den Kapseln und Bändern der Halswirbelgelenke (Proske et al., 1988). Dieser Bereich ist durch eine starke funktionelle Belastung, aber auch durch eine erhebliche Verletzlichkeit gekennzeichnet. Die Kopfgelenke tragen die Masse des menschlichen Schädels und ermöglichen gleichzeitig große Bewegungsexkursionen in allen Richtungen. Funktionelle Störungen („Blockierungen") im Kopfgelenksbereich sind daher häufig. So gibt Lewit (1992) an, daß bei einer Reihenuntersuchung von ihm an Schulkindern in 15,9% Blok-

Kopf-zu-Rumpfpositionen

„Blockierungen"

kierungen der Halswirbelsäule beobachtet werden konnten. Diese Untersuchung ist deshalb von Bedeutung, als sie nachweist, daß diese Gelenkdysfunktionen nicht Ausdruck einer degenerativen Gelenkveränderung sind. Unter einer „Blockierung" darf nicht nur gelenkmechanisch an eine funktionelle, reversible Störung eines Wirbelgelenkes (Gelenkdysfunktion) gedacht werden, vielmehr liegt eine Störung des gesamten „Arthrons" (Wolff, 1983) vor. Das Arthron umfaßt die gesamte Grundeinheit des Bewegungsapparates: die knöchernen Strukturen, die Muskulatur und ihre nervale Steuerung. Wenn im folgenden von einem „funktionellen Defizit" oder „Dysfunktion" der Kopfgelenke gesprochen wird, wird damit jeweils eine Dysfunktion des Arthrons beschrieben. Eine „Dystonie", meist Hypertonie, der tiefen nuchalen Muskulatur, die immer bei einer funktionellen Kopfgelenksstörung vorliegt, muß auf Grund der oben beschriebenen Rezeptorendichte zu einer **Änderung des Afferenzeinstromes im Rückenmarkshinterhorn** führen.

Die Projektionsgebiete dieser Halsmuskelafferenzen wurden zunächst *elektrophysiologisch* untersucht, so u. a. von Brodal et al. (1967), ten Bruggencate et al. (1975), Fredrickson et al. (1965), Hikosaka, Maeda (1973), Liedgren et al. (1979), Thoden et al. (1988). *Neuroanatomischerseits* konnten die Projektionsgebiete mit der Meerrettichperoxidase verfolgt werden (Pfaller et al., 1988, Neuhuber, 1992, Bankoul, 1992). Dickkalibrige, insbesondere Ia-Spindelafferenzen treten über die Hinterwurzeln ein und führen ihre Kollateralen vor allem zum Nucleus cervicalis centralis neben dem Zentralkanal der Segmente C 1 – 4 (Zenker, 1988) sowie zum zugehörigen Vorderhorn. Dieser Nucleus cervicalis centralis sammelt Afferenzen aus allen Halsmuskeln und stellt eine Verbindung zum Cerebellum, zu den Vestibulariskernen und dem Nucleus spinalis n. trigemini, aber auch zum Nucleus n. vagi und hypoglossi her. Ein Hauptteil der dickkalibrigen Fasern steigt im Hinterstrang des Rückenmarks auf und strahlt vor allem in den Nucleus cuneatus externus ein (Fitz-Ritson, 1985). Von hier sind vor allem Projektionen zum Kleinhirn möglich, aber auch thalamische Verbindungen sind nachgewiesen (Zenker, 1988). Die Arbeiten von Neuhuber et al. (1992) lassen erkennen, daß die Afferenzen aus den Nackenmuskeln über den Nucleus cuneatus externus über den deszendierenden bis weit in den medialen Vestibulariskern reichen. Aber auch direkte Verbindungen aus den Halssegmenten C 2 – 4 zu den Vestibulariskernen wurden von Neuhuber und Zenker (1989) nachgewiesen. Zenker (1988) vermutet, daß die extrem stark mit Muskelspindeln versehenen Nackenmuskeln vorwiegend zu solchen Zentren in Gehirn und Rückenmark (Nucleus cervicalis centralis, Nucleus cuneatus externus und Vestibulariskerne) projizieren, die für die Koordination und das Gleichgewicht von besonderer Bedeutung sind.

Die Arbeiten von Liedgren et al. (1979), von Büttner et al. (1978), von Grüsser et al. (1989) und von Ödkvist (1975) lassen darüber hinaus enge Verbindungen zwischen Vestibulariskerngebiet, Thalamus und Cortex erkennen. Ein Zusammenlaufen von Informationen von vestibulären Rezeptoren und von Propriorezeptoren aus dem Kopfgelenksbereich wurden im Thalamus wie auch im Cortexbereich nachgewiesen.

Die Untersuchungen von Neuhuber und Bankoul (1992) weisen darauf hin, daß möglicherweise nicht allein die „positionskodierenden Propriorezeptoren" im engeren Sinne für die zervikale Gleichsgewichtsstörung anzuschulden sind, sondern daß über eine „zerviko-vestibulo-zervikale Schleife" auch nicht kinaesthetische Rezeptoren direkt oder indirekt einen zervikogenen Schwindel auslösen können. Grundlage ist der Nachweis vestibulospinaler Bahnen zur Lamina III – V im zervikalen Hinterhorn (Bankoul et al., 1992, Donevan et al., 1990). Hierher gelangen auch dünnkalibrige Afferenzen aus Muskeln, Gelenken und Dermatomen.

15,9% Blockierungen der HWS

Arthron

Halsmuskelafferenzen

direkte Verbindungen aus den Halssegmenten C 2 – 4 zu den Vestibulariskernen

„zerviko-vestibulo-zervikale Schleife"

Neuhuber und Bankoul postulieren nun – analog zur Hemmung von Schmerzafferenzen auf spinalem Niveau – daß bei Kopfbewegungen die Impulse schnell leitender I-Muskelafferenzen früher als jene der dünnen Fasern in den Vestibulariskernen eintreffen, so daß durch Aktivierung der deszendierenden Bahn zum Hinterhorn die Weiterleitung von Störsignalen beeinflußt wird. Spinovestibuläre nichtpropriozeptive Störsignale könnten so zu einer fehlerhaften Verrechnung mit vestibulären Impulsen führen, was nach Weiterleitung an den Kortex vom Patienten als Schwindel empfunden würde. Diese von Neuhuber und Bankoul publizierten pathophysiologischen Überlegungen unterstreichen die Bedeutung der Nozizeptoren, auf die schon früher besonders Wolff (1983) hingewiesen hat.

Schwindel = fehlerhafte Verrechnung von Impulsen

Die Komplexität des Gleichgewichtssystems, wie es hier unter besonderer Berücksichtigung der Afferenzen aus dem Kopfgelenksbereich beschrieben wurde, erklärt die vielseitige, subjektive Störung, die als „Schwindel" vom Patienten geklagt wird. Schwindel wird definiert als die subjektive, kortikale Mißempfindung mit Verbindung zum limbischen System, die sich aus einem Mißverhältnis zwischen den Afferenzmustern der verschiedenen in die Gleichgewichtsregulation eingehenden Sinnessysteme einerseits und der sensorischen Erwartung andererseits ergibt.

Schwindel = subjektive, kortikale Mißempfindung

Die Beschreibung und Charakterisierung des „zervikogenen Schwindels" in diesem Kapitel basiert auf den Beobachtungen und Untersuchungen von über 500 Patienten mit einer subjektiven Schwindelsymptomatik, bei denen eine funktionelle Kopfgelenksstörung nachgewiesen wurde. Die große Patientenanzahl unterstreicht die klinische Bedeutung dieses Krankheitsbildes.

Subjektive Symptomatik

In nur 36% wurde über Drehschwindel geklagt, in 64% stand ein eher asystemischer Schwindel im Vordergrund. In früheren Publikationen wurde davon ausgegangen, daß Drehschwindel eher im Vordergrund stehe (Hülse, 1983). Erklärt wurde dies mit der neurophysiologischen Annahme, daß es sich bei den Propriorezeptoren im Kopfgelenksbereich vor allem um kinaesthetische Rezeptoren handle. Auch wurde die direkte Verbindung der Rezeptoren mit den Vestibulariskernen als nahezu alleinige Reflexbahn für den zervikalen Schwindel gesehen. Nicht berücksichtigt wurden 1983 die zahlreichen Verbindungen auch zum Cerebellum, der Formatio reticularis und zum Thalamus bis hinauf zur Cortex.

Wird die zervikale Gleichgewichtsstörung nicht mehr nur als Störung der kinaesthetischen Propriorezeptoren im Kopfgelenksbereich, sondern auch als Störung der zerviko-vestibulo-zervikalen Schleife (Neuhuber et al., 1992) gesehen, ist es zu verstehen, daß die „zervikogenen Schwindelbeschwerden" in über 64% eher asystemisch vorgetragen werden.

„zervikogene Schwindelbeschwerden" in über 64% eher asystemisch

Im Vordergrund stehen die Angaben über ein „Unsicherheitsgefühl", „Trunkenheitsgefühl", „Schwankschwindel" und „Taumeligkeit". In einigen Fällen kann auch nicht sicher entschieden werden, ob der Patient mit einem zervikogenen Kopfschmerz diesen als Schwindel angibt, da er sich durch die starken Hinterkopfschmerzen „verunsichert" fühlt.

nach Unfällen Änderung der Schwindelqualität

Vor allem bei den Beschwerden nach Unfällen ist nicht selten eine Änderungen der Schwindelqualität zu beobachten: In ca. 30% der Fälle mit Drehschwindelbeschwerden änderte sich im Laufe der ersten Wochen und Monate die Schwindelqualität: Der Drehschwindel verschwand, zurück blieb ein Unsicherheitsgefühl oder ein Schwankschwindel.

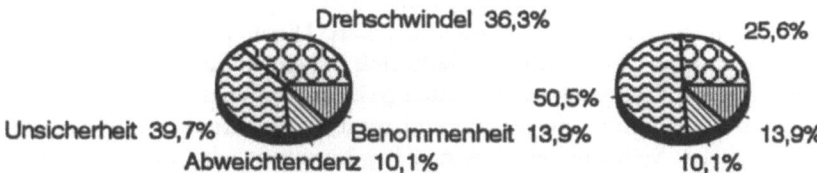

Abb. 1. Häufigkeit der verschiedenen Schwindelbeschwerden

Vergleichen wir die Dauer eines Drehschwindelanfalles mit der Dauer eines eher asystemischen Schwindels, so ist ein reziprokes Verhalten zu erkennen: Je länger der Schwindel anhält, desto eher handelt es sich um einen asystemischen Schwindel und desto weniger wird über einen Drehschwindel geklagt. Ein über Stunden oder gar Tage anhaltender Drehschwindel ist nur bei einer Menière'schen Attacke, bei einem akuten Gleichgewichtsausfall oder einer VBI zu erwarten, nicht aber bei der funktionellen Kopfgelenksstörung. In diesen Fällen wird auch regelmäßig ein schon mit unbewaffnetem Auge sichtbarer Spontannystagmus zu erkennen sein. Ganz anders aber bei dem zervikogenen Schwindel: Bei den Patienten, die über Stunden anhaltende Drehschwindelbeschwerden klagten, auch während der Untersuchung, war unter der Frenzelbrille ein Spontannystagmus meist nicht erkennbar. Fragt man in diesen Fällen genauer nach, so handelt es sich auch nicht um eine „Drehempfindung" der Umgebung oder des eigenen Körpers, vielmehr wird „ein Drehen im Kopf" angegeben.

In einem Patientengut von über 500 Patienten mit zervikalen Schwindelbeschwerden fanden sich praktisch keine Patienten, die jünger als 15 Jahre waren. Das scheint der Häufigkeit der schon bei Schulkindern zu beobachtenden Kopfgelenksstörungen zu widersprechen. Daß Schulkinder über „Schwindelbeschwerden" klagen, ist sicherlich selten der Fall. Dennoch lassen die häufigen Beobachtungen eines Schulkopfschmerzes (Gutmann, 1968) erkennen, daß die funktionellen Kopfgelenksstörungen auch beim Jugendlichen eine klinische Symptomatik hervorrufen können. Schwindelbeschwerden werden nicht geklagt, auf genaues Befragen hin wird aber nicht selten eine „motorische Ungeschicklichkeit" berichtet. Eine derartige Ungeschicklichkeit wird in der Regel als „gegeben" hingenommen, ein Arzt nur in extremen Fällen konsultiert.

Zervikale Schwindelbeschwerden treten nur selten isoliert auf. Sehr häufig wird ein Nacken-Hinterkopfschmerz, meist einseitig betont geklagt, der bis in die Stirn, „hinter die Augen", zieht. Diese Schmerzen können auch als Ohrschmerzen, dann meist retroauriculär, angegeben werden. Nicht selten sind funktionelle Augenstörungen wie Verschwommensehen und Flimmern zu erfragen. Als Mißempfindung im Ohrbereich wird ein Ohrdruckgefühl und/oder ein Schwerhörigkeitsgefühl

sichtbarer Spontannystagmus

ein Drehen im Kopf

sehr häufig Nacken-Hinterkopfschmerz

berichtet. Bei dieser Schwerhörigkeit handelt es sich meist um eine diskrete Tieftonschwerhörigkeit (zwischen 125 Hz und 1000 bis 1500 Hz) von bis zu 30 dB. Auffälligerweise sind bei diesen Schwerhörigkeiten häufig die transitorisch evozierten oto-akustischen Emissionen gestört (Hülse, 1993).

Anamnestische Angabe zum Beginn der Beschwerden

Fast 40% der Patienten können weder den exakten Zeitpunkt noch ein bestimmtes Ereignis für den Beginn der Beschwerden angeben. Dieser hohe Prozentsatz ist deshalb von Bedeutung, als er erkennen läßt, daß bei einem Jugendlichen an ein Zervikalsyndrom nicht nur nach einem Unfall gedacht werden darf. Darüber zeigt diese Zahl, daß nicht immer ein ‚desiderium rentis' eine chronische Schwindelsymptomatik erklärt. Selbst bei einer reinen Psychogenität wird häufiger, schon um das eigene Kausalitätsbedürfnis zu befriedigen, ein ursächliches Ereignis angeführt. Die Bedeutung der Anamnese als wesentlicher Schritt zur Diagnose ist unbestritten, die nicht möglichen Angaben über den Beginn der Beschwerden zeigen jedoch, daß es eine für den zervikogenen Schwindel pathognomonische Anamnese *nicht* gibt.

Manualtherapie

Bemerkenswert ist die Angabe in 5 Fällen gewesen, daß eine wegen anderer Beschwerden durchgeführte Manualtherapie erst die Schwindelbeschwerden auslöste. Die häufigste Komplikation bei manualtherapeutischen Eingriffen stellt ein Schwindel dar (Dvořak et al., 1982), wobei nicht immer an eine Irritation der A. vertebralis gedacht werden darf. Bei 2 Patienten trat ein Schwindel erstmals während einer Krankengymnastik auf. Bei einem von diesen 2 war der Vorgang gut reproduzierbar: durch feste Palpation des Wirbelgelenkes C 2/C 3 rechts wurde ein unter der Frenzelbrille erkennbarer Nystagmus nach links, verbunden mit subjektivem Schwindel, produziert. Diese Einzelbeobachtung dokumentiert, daß eine funktionelle Wirbelgelenkstörung bei C 2/C 3 eine klinisch relevante subjektive und objektive Gleichgewichtssymptomatik hervorrufen kann.

Untersuchungsbefund

1. Allgemeine neurootologische Untersuchung

„propriozeptiver Zervikal-Nystagmus"

Eine eigene Beobachtung (Hülse, 1988) bestätigte eine Mitteilung von Dix (1983), daß bei einem Patienten mit einem Akustikus-Neurinom ein „propriozeptiver Zervikal-Nystagmus" nachgewiesen werden konnte. Wenn dies auch Einzelbeobachtungen sind, so unterstreichen sie die Bedeutung einer kompletten neurootologischen Untersuchung, bevor die Diagnose eines „zervikogenen Schwindels" gestellt werden darf. Dies gilt umso mehr, als Lewit (1977) beschrieb, daß er „eine relativ lang anhaltende Besserung der Beschwerden" (Schwindel und Kopfschmerzen) bei einem Akustikusneurinom manualtherapeutisch erzielen konnte. Nach Erhebung des HNO-Inspektionsbefundes erfolgt die Höruntersuchung mit Hörschwellenaudiogramm, Stapediusreflexaudiometrie und möglichst mit Hirnstammaudiometrie. Nach der Gleichgewichtsuntersuchung, die mit der Frenzelbrille nach dem von Frenzel angegebenen Ablauf erfolgen sollte, darf die Prüfung der vestibulospinalen Reaktionen und die experimentelle Gleichgewichtsuntersuchung (rotatorisch und kalorisch) nicht fehlen. Abschließend erfolgt die Untersuchung auf einen Zervikalnystagmus und die etagenweise Untersuchung der oberen Halswirbelsäule.

2. Manualbefund

Die exakte Erhebung eines Manualbefundes gelingt meist erst nach einer entsprechenden manualtherapeutischen Ausbildung. Die passive Inklination/Reklination, die passive Rotation und die Lateralflexion lassen entsprechend der Gelenksdysfunktion eine Bewegungseinschränkung, evtl. auch Schmerz, erkennen. Neben den Hautveränderungen (Veränderungen der Berührungs- und Druckempfindlichkeit, Kibler-Falte) sind Tonuserhöhungen und schmerzhafte Verspannungen der tiefen, kurzen Kopfgelenksmuskulatur zu tasten. Häufig besteht eine Druckdolenz der Atlasquerfortsätze oder im Bereich der Gelenkfazetten C2/C3.

Tonuserhöhungen und schmerzhafte Verspannungen

Beim zervikogenen Schwindel weist der Manualbefund immer ein funktionelles Defizit in Höhe der Articulationes atlantooccipitales und/oder atlantoaxiales und/oder C2/C3 auf. Ein zervikogener Schwindel ist ohne einen solchen Manualbefund im Kopfgelenksbereich nicht zu diagnostizieren. Die Höhe der Gelenksdysfunktionen (Occiput bis C2/C3) läßt erkennen, daß die beim älteren Menschen regelmäßig anzutreffenden degenerativen Veränderungen der unteren Halswirbelsäule, die oft eindrucksvoll im Röntgenbild erkennbar sind, für die Diagnose des zervikogenen Schwindels unerheblich sind.

Manualbefund im Kopfgelenksbereich

3. Gleichgewichtsbefund beim „zervikogenen Schwindel"

3.1 Die vestibulospinalen Reaktionen

Die klassischen Tests (Romberg, Unterberg, Blindgang) fallen in aller Regel unauffällig aus. Eine Abweichtendenz ist nicht zu beobachten. Dies erklärt sich aus der relativ entspannten ‚Neutralhaltung' des Kopfes, so daß eine Irritation im Kopfgelenksbereich nicht erfolgt. Besonders Lewit (1992) hat hierbei auf die Bedeutung des ‚Zwei-Waagen-Testes' hingewiesen. Bei diesem Test stehen die Patienten mit jedem Bein auf je einer Waage. Bei gleichmäßiger Belastung der Beine werden beide Waagen ein gleiches Gewicht anzeigen. Rechts-Links-Differenzen von 5 kg und mehr sind als pathologisch zu werten. Da die Kopfgelenke einen starken Einfluß auf den Tonus der gesamten Rückenmuskulatur haben, können von 45 Patienten mit einer Kopfgelenksblockierung nur 6 beide Beine symmetrisch belasten. Von den übrigen 39 Patienten normalisierte sich der Befund in 28 Fällen nach der „Lösung" der Blockierung.

Zwei-Waagen-Test

3.2 Kopfschüttelnystagmus

Ein Kopfschüttelnystagmus war in ca. 15% der Fälle unter der Frenzelbrille erkennbar. Untersucht wird der Kopfschüttelnystagmus nach 10-maligem Schütteln, bei nicht eindeutigen Befunden wird der Versuch wiederholt. Erst nach dieser Prüfung wird unter der Frenzelbrille nach einem Zervikalnystagmus gefahndet. (Die abrupten, schnellen Kopfbewegungen scheinen einen Zervikalnystagmus zu faszilieren, weshalb der Kopfschüttelnystagmus vor dem CN untersucht wird.)

3.3 Zervikalnystagmus („CN") unter der Frenzelbrille

Hierbei wird zunächst der Kopf mit den Händen fixiert und der Untersuchungsstuhl nach rechts und nach links soweit gedreht, wie der Patient es beschwerdefrei zuläßt. Anschließend wird bei geradem Oberkörper der Kopf nach vorne und nach hinten flektiert. Nach der Retroflexion wird auch die de Kleijn'sche Probe zum Ausschluß einer funktionellen A. vertebralis-Insuffizienz durchgeführt. Verdacht auf einen Zervikalnystagmus besteht dann, wenn unter der Frenzelbrille bei Blick geradeaus mindestens 3 eindeutige Nystagmen beobachtet werden kön-

Fixierung des Kopfes mit den Händen

nen. In ca. ⅓ unseres Patientengutes konnte bereits unter der Frenzelbrille so ein CN nachgewiesen werden.

3.3.1 Untersuchung des Zervikalnystagmus mit elektronystagmographischer Kontrolle: Während lange Zeit ein propriozeptiver Zervikalnystagmus, abgesehen von einem bei beidseitigem Labyrinthausfall, geleugnet wurde, ist das Pendel nun in die andere Richtung ausgeschlagen, und ein Zervikalnystagmus wird auch bei gesunden Probanden regelmäßig beschrieben.

Propriorezeptoren sind Proportional-/ Differentialfühler

Die zervikalen Propriorezeptoren sind Proportional-/Differentialfühler, die in Abhängigkeit vom Adaptationsverhalten der Rezeptoren sowohl die Kopfstellung als auch die Geschwindigkeit der Kopfdrehung anzeigen (Ten Bruggencate, 1984). Üblicherweise wird der Zervikalnystagmus untersucht, indem die notwendigen Drehstuhlbewegungen sowie die Fixierung des Kopfes des Patienten manuell durchgeführt werden. Damit sind labormäßig reproduzierbare Testbedingungen nicht gegeben. Holtmann et al. (1988, 1989) führen nun eine Fixierung des Kopfes mit einem „Kopffixiergestänge" und einer zusätzlichen Oberkieferzahnfixierung durch. Erfolgte nun eine Rumpfdrehung mit einer Geschwindigkeit von 5°/s, so war bei den gesunden Probanden „fast immer" (Holtmann et al., 1989) ein Zervikalnystagmus zu registrieren. Ähnliche Angaben über das regelmäßige Auftreten eines CN beim Gesunden finden sich schon 1981 bei Doerr et al. Fast regelmäßig war auch ein sog. zervikaler Nachnystagmus zu beobachten, der *einige* Sekunden in den tonischen Halteteil der Untersuchung hineinreicht. Die Untersuchungen von Holtmann et al. (1988, 1989) betonen, daß subjektive Empfindungen, die Instruktionen an den Patienten bei der Untersuchung und die Rumpfdrehgeschwindigkeit das Untersuchungsergebnis wesentlich beeinflussen. In ihrem Artikel schreiben Holtmann et al. (1989) abschließend: „Der Halsdrehtest wird sich nur dann als eine gültige klinische Untersuchungsmethode etablieren, wenn sich die zerviko-okulären Reizantworten Gesunder von denen Kranker unterscheiden und wenn die erhobenen Befunde reproduzierbar sind."

Diese Angaben von Holtmann et al. werden durch klinische Untersuchungen nicht bestätigt. So berichtet Moser (1985), daß er bei über 11 000 Patienten in 6% einen Zervikalnystagmus habe registrieren können. Bei diesen 700 Fällen lagen in 68% ein HWS-Syndrom oder ein Schädel-Hirn-Trauma vor. Bei den Untersuchungen von Scholtz et al. (1988) fand sich bei 55 gesunden Probanden 16mal ein „traditioneller Zervikalnystagmus".

In unserer Klinik wird bei manuell fixiertem Kopf der Stuhl innerhalb von 5 – 10 sec soweit, wie vom Patienten toleriert, gedreht. In der Regel werden also 70° – 80° erreicht. Eine Augenunruhe oder ein Nystagmus werden nicht gewertet. Diese Stellung wird mindestens 60 s, bei Auftreten eines Nystagmus bis zu 120 s, beibehalten. Der Nystagmus wird dann als echter „Zervikalnystagmus" gewertet, wenn er in mindestens 15 s mindestens 6 Schläge aufweist und eine Amplitude von > 2° pro Schlag besitzt. Ein so definierter Nystagmus unterscheidet sich klar von einem „zervikalen Nachnystagmus" (Holtmann et al., 1989), der „nur wenige Sekunden anhält". Unter diesen Kriterien konnte bei gesunden, schwindelfreien Patienten ohne HWS-Befund *kein* „Zervikalnystagmus" registriert werden, der so registrierte CN erhält einen pathognomonischen Wert.

echter „Zervikalnystagmus" in mindestens 15 s mindestens 6 Schläge

Eine weitere Zuordnung eines pathologischen CN ist dadurch möglich, daß häufig ein Zusammenhang zwischen Richtung des CN und Manualbefund beobachtet werden kann: Meist schlägt ein einseitiger oder einseitig betonter CN zu der Seite, auf der sich das funktionelle Defizit der Kopfgelenke am stärksten zeigt. (So ist z. B. bei einer Kopfgelenksstörung links ein propriozeptiver CN nach links zu erwarten.) Auf Grund dieser neueren Beobachtungen kann nicht mehr gefordert werden, daß ein propriozeptiver CN nach rechts *und* nach links nachweisbar sein

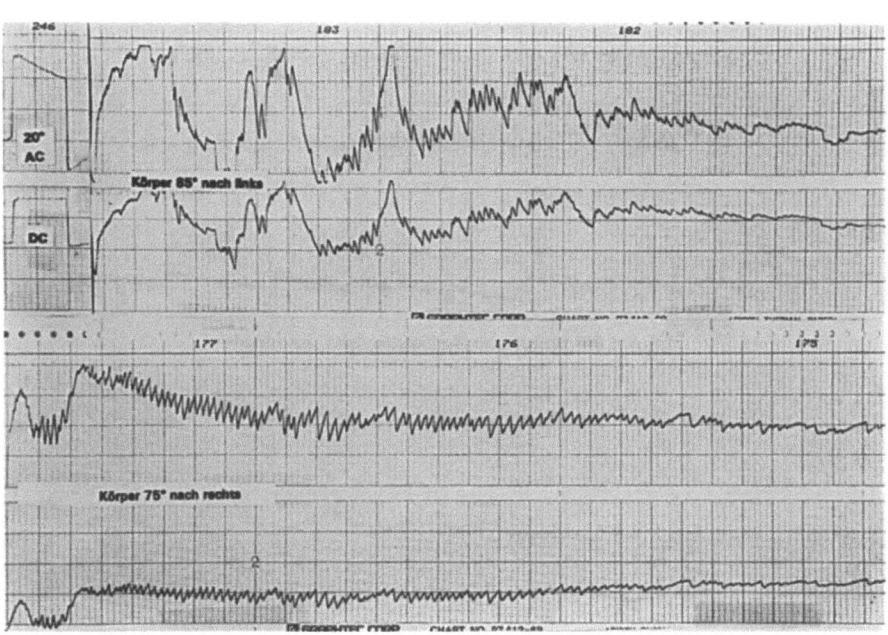

Abb. 2. Priozeptiver Zervikalnystagmus

muß, um als CN identifiziert werden zu können; bei einem nur in eine Richtung schlagenden propriozeptiven CN muß aber ein korrelierender Manualbefund vorliegen.

Die reine „Körperrotation bei fixiertem Kopf" führt vor allem zu einer Bewegung im Gelenk C 1/2. Um auch die anderen Kopfgelenke erfassen zu können, muß diese Untersuchung auf einen CN auch bei Kopf-ante- und -retroflexion sowie bei Kopfseitneigung durchgeführt werden.

Es ist durchaus bewußt, daß diese Untersuchung auf einen CN bei weitem nicht den labormäßigen Kriterien von Holtmann oder Thoden genügt. Grundlage ist jedoch die pragmatische Vorstellung, daß ein Patient unter den Bedingungen untersucht werden muß, unter denen er einen Schwindel provozieren kann. Mit dieser groben Untersuchungsmethode und den genannten Kriterien aber läuft man kaum Gefahr, einen physiologischen Nystagmus zu registrieren.

Daß der von uns beschriebene und registrierte CN tatsächlich von pathognomonischer Bedeutung für den „zervikogenen Schwindel" ist, ist daran zu erkennen, daß, wenn die subjektive Schwindelsymptomatik nach erfolgreicher Manualtherapie abgeklungen ist, eine ENG-Kontrolle eine halbe Stunde nach der Manipulation einen CN nicht mehr nachweisen kann.

Eine Normalisierung des Kopfgelenksbefundes, die mit einem Abklingen der subjektiven Schwindelbeschwerden einhergeht, dürfte kaum zum Verschwinden eines „physiologischen" Phänomens führen.

Unterstrichen wird dies nicht nur durch eigene Befunde, sondern auch durch die von Moser (1985) und Scholtz et al. (1988) publizierten Erfahrungen.

reine „Körperrotation bei fixiertem Kopf"

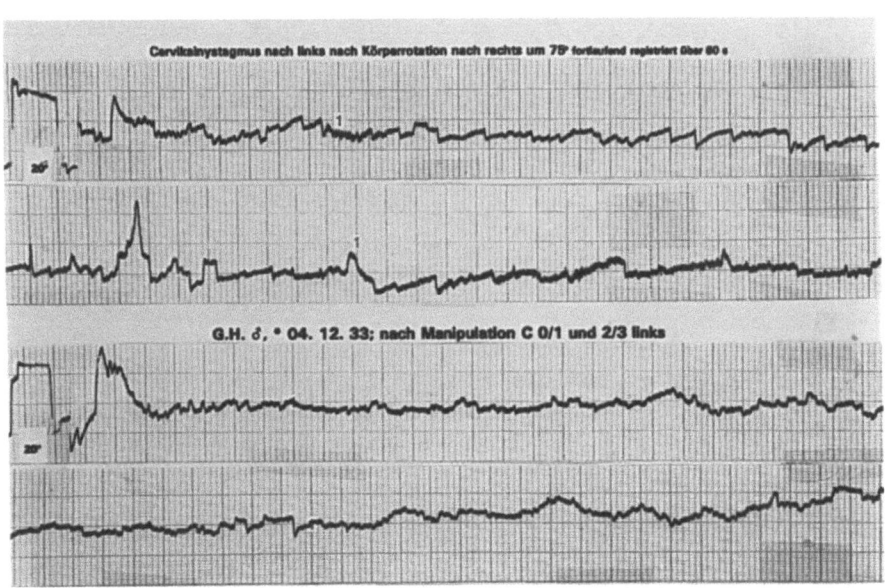

Abb. 3. CN vor und nach Manualtherapie: Beide ENG-Untersuchungen erfolgten an einem Untersuchungsvormittag mit einem zeitlichen Abstand von 1 Stunde, in der die Manualtherapie durchgeführt wurde

Periphere und zervikogene Gleichgewichtsstörung

Die kalorische Vestibularisuntersuchung läßt eine periphere Gleichgewichtsstörung ausschließen oder erkennen. Gleichzeitig erhält man auch eine Aussage über einen latenten Spontannystagmus und ein pathologisches Richtungsüberwiegen der Nystagmusrichtung. Eine einseitige Unter- oder Unerregbarkeit gehört nicht zum Bild einer zervikalen Gleichgewichtsstörung. (Häufig ist vielmehr eine übermäßige Gleichgewichtsreaktion zu beobachten, so daß von einer ‚Hyperexzitabilität' gesprochen wird.)

eine zervikale Gleichgewichtsstörung kann neben einer peripheren Gleichgewichtsstörung bestehen

Eine zervikale Gleichgewichtsstörung kann aber neben einer peripheren Gleichgewichtsstörung bestehen. Bei gleichzeitiger zervikaler und peripherer Gleichgewichtsstörung kommt es nicht nur zu einer Addition der Beschwerden, vielmehr scheinen sich beide Störungen eher zu verstärken. Vergleichende Untersuchungen über die „zerviko-vestibuläre Interaktion" bei gesunden Personen und bei Patienten mit einer einseitigen Labyrinthstörung lassen erkennen, daß der Einfluß der zervikalen Afferenzen bei den Patienten wesentlich größer ist als bei den Ohrgesunden (Kobayashi et al., 1986).

wenn Kompensation verzögert

An eine zervikogene Komponente muß immer gedacht werden, wenn bei einem Jugendlichen nach einem Vestibularisausfall die Kompensation der Gleichgewichtsstörung sich verzögert oder erneut Dekompensationserscheinungen auftreten. Die manuelle Untersuchung der Halswirbelsäule und die Untersuchung auf einen CN sollte vor allem dann nicht unterbleiben, wenn ein Patient mit einem peripheren Gleichgewichtsausfall bei der rotatorischen Prüfung eine weitgehende Kompensation erkennen läßt, aber weiter über deutlichen Belastungsschwindel geklagt wird.

20mal fand sich bei unseren Patienten eine einseitige, seit längerer Zeit bestehende, periphere Untererregbarkeit. Auffälligerweise konnte nicht nur ein CN in beide Richtungen nachgewiesen werden, der CN war dem zu erwartenden „latenten Spontannystagmus" entgegengesetzt ausgeprägter als in die Richtung des Spontannystagmus. In 16 Fällen konnte durch eine Manualtherapie eine subjektive Schwindelsymptomatik zum Verschwinden gebracht werden, der kalorische Funktionszustand der Labyrinthe blieb erwartungsgemäß unverändert.

Zusammenfassung

Nach dem großen Patientengut mit einem „zervikogenen Schwindel" kann an der Existenz eines „Morbus sui generis" unserer Meinung nach nicht mehr gezweifelt werden. Die Diagnose ergibt sich aus dem neurootologischen, neurologischen und medizinischen Ausschluß anderer Ursachen für die geklagte Schwindelsymptomatik einerseits, und zum anderen aus dem hier geschilderten Untersuchungsbefund, dem Nachweis eines propriozeptiven Zervikalnystagmus und dem typischen Manualbefund der oberen Halswirbelsäule mit dem Nachweis eines funktionellen Defizites der Kopfgelenke. Die Therapie der Wahl ist die gezielte Manualtherapie der Dysfunktion der Kopfgelenke. Die differenzierte Diagnostik und die gezielte Therapie kann einem erheblichen Teil unserer „Schwindelpatienten" effektiv helfen.

„zervikogener Schwindel"
„Morbus sui generis"

Literatur

Albertus S (1984) Cervical vertebral problems as a cause of variations in the nystagmographic R-factor. Acta Otolaryng (Stockh) **97**: 27–32

Bankoul S, Neuhuber WL (1992) A direct projection from the medial vestibular nucleus to the cervical spinal dorsal horn of the rat as demonstrated by anterograde and retrograde tracing. Anat Embryol **185**: 77–85

Biboulet R, Uziel A (1989) Le vertige positionel paroxytique bénign. Les Cahiers d'ORL **24**: 581–596

Biesinger E (1987) Diagnostik und Therapie des vertebragenen Schwindels. Laryng Rhinol Otol **66**: 32–36

Boenninghaus HG, Mayer B (1985) Zervikalnystagmus nach Kopfgelenksverletzung. Laryng Rhinol Otol **64**: 446–447

Boyle R, Pompeiano O (1980) Response characteristics of cerebellar interpositus and intermediate cortex neurons to sinusoidal stimulation of neck and labyrinth receptors. Neuroscience **5**: 357–368

Brandt Th, Büchele W (1983) Augenbewegungsstörungen. Fischer, Stuttgart

Brodal A (1967) Anatomical Organisation of Cerebello-Vestibulo-Spinal Pathways. Ciba Foundation, London

Bruggencate ten GT, Taichmann R, Weller E (1975) Neuronal activity in the lateral vestibular nucleus of the cat. Pflügers Arch **360**: 302–305

Bruggencate ten GT (1984) Medizinische Neurophysiologie. Thieme, Stuttgart

Büttner U, Büttner JA, Henn V (1978) The vestibular thalamus; neurophysiological and anatomical studies in the monkey. In: Hood JD (ed) Vestibular Mechanisms in Health and Disease. Academic Press, London, S. 80–113

Decher H (1969) Die zervikalen Syndrome in der Hals-Nasen-Ohren-Heilkunde. Thieme, Stuttgart

Doerr M, Leopold HC, Thoden U (1981) Vestibulo-ocular-reflex, cervico-ocular-reflex, and its interaction in active head movements. Arch Psychiatr Nervenkr **230**: 117–127

Dix MR (1983) Positional nystagmus of central type and its neural mechanism. Acta Otolaryng 95: 585–589

Doerr M, Thoden U (1988) Zervikal ausgelöste Augenbewegungen. In: Wolff HD (ed) Die Sonderstellung des Kopfgelenkes. Springer, Berlin Heidelberg New York, S. 83

Doerr M, Schmitt HJ, Thoden U, Köster W (1991) Tonic cervical stimulation: Does it influence eye position and eye movements in man? Acta Otolaryngol (Stockh) 111: 2–9

Donevan AH, Neuber-Hess M, Rose PK (1990) Multiplicity of vestibulospinal projections to the upper cervical spine cord of the cat. J Comp Neurol 302: 1–14

Dutia MB (1991) The muscles and joints of the neck: Their specialisation and role in head movement. Progr Neurobiol 37: 165–178

Dvořák J, Orelli F v (1982) Das Verhältnis der Komplikationen zu durchgeführten Manipulationen in der Schweiz. Schweiz Rdsch Med Prax 71: 64–69

Fitz-Ritson D (1985) The direct connections of the C2 dorsal root ganglia in the Macaca irus monkey. J Manipulative Physiol Ther 8: 147–156

Fredrickson JM, Schwarz D, Kornhuber HH (1965) Convergence and interaction of vestibular and deep somatic afferents upon neurons in the vestibular nuclei of cat. Acta Otolaryngol (Stockh) 61: 168–188

Grüsser O, Gulding W, Lefèbre Ch (1989) Cortical representation of head in space movement and some psychophysical considerations. 2nd Symposium on Head Movement Control, 17.–20. Juli, Fontainebleau/France

Gutmann G (1968) Schulkopfschmerz und Kopfhaltung. Z Orthop 105: 497–502

Gutmann F, Biedermann H (1984) Die Halswirbelsäule. In: Gutmann G (ed) Funktionelle Pathologie und Klinik der HWS, Bd 1/2. Fischer, Stuttgart

Hamann KF (1985) Kritische Anmerkungen zum sog. zervikogenen Schwindel. Laryng Rhinol Otol 64: 156–157

Häusler R, Pampurik J (1989) Die chirurgische und die physiotherapeutische Behandlung des benignen paroxysmalen Lagerungsschwindels. Laryngo-Rhino-Otol 68: 342–346

Hikosaka O, Maeda M (1973) Cervical effects on abducens motoneurons and their interaction with vestibulo-ocular reflex. Exp Brain Res 18: 512–530

Holtmann S, Reimann V (1989) Zervikale Afferenzen und ihre Einbindung in die Gleichgewichtsregulation. Laryng Rhino-Otol 68: 72–77

Holtmann S, Reimann V, Beinert U (1988) Quantifizierung der Reizparameter beim Halsdrehtest. Laryng Rhinol Otol 68: 460–464

Hülse M (1983) Die zervikalen Gleichgewichtsstörungen. Springer, Berlin Heidelberg New York

Hülse M (1988) Zervikale Gleichgewichtsstörungen. In: Wolff HD (Hrsg) Die Sonderstellung des Kopfgelenkbereiches. Springer, Berlin Heidelberg New York

Hülse M (1990) Nicht gleich auf „Zervikalsyndrom" tippen. Therapiewoche 40: 1924–1929

Hülse M (1991) The cervical dysequilibrium. In: Haid CT (ed) Vestibular Diagnosis and Neurootosurgical Management of the Skull Base. Demeter, Gräfelfing

Hülse M (1993) Die zervikale Hörstörung. Vortr Dtsch HNO-Kongreß, Münster

Jansen J (1993) Symptomatik nach Verletzungen der oberen HWS. Nervenheilkunde 12: 230–232

Jongkees LBW (1969) Cervical vertigo. Laryngoscope 79: 1473–1479

Kobayashi Y, Yagi T, Kamio T (1986) Cervico-vestibular interaction in eye movements. Auris Nasus Larynx 13, Suppl 2: 87–95

Lewit K (1977) Manuelle Medizin, 2. Aufl. Urban & Schwarzenberg, München

Lewit K (1992) Manuelle Medizin. Barth, Leipzig Heidelberg

Liedgren Ch, Ödquist L (1979) The morphological and physiological basis for vertigo of cervical origin. Proc Neuroequilibrium Soc: 567–587

Moser M (1985) Objektivierung von HWS-Schwindel durch Zervikalnystagmus. Arch Ohr-, Nase-, Kehlk Heilk Suppl II: 124–125

Neuhuber WL, Bankoul S (1992) Der „Halsteil" des Gleichgewichtsapparats – Verbindung zervikaler Rezeptoren zu Vestibulariskernen. Manuelle Medizin 30: 35–39

Neuhuber WL, Zenker W (1989) The central distribution of cervical primary afferents in the rat, with emphasis on proprioceptive projections to vestibular, perihypoglossal and upper thoracic spinal nuclei. J Comp Neurol **280**: 231–253

Neuhuber WL, Zenker W, Bankoul S (1990) Central projections of cervical primary afferents in the rat. In: Zenker W, Neuhuber WL (eds) The Primary Afferent Neuron. Plenum, New York, S. 173–188

Neundörfer B (1988) Vertebrobasiläre Insuffizienz versus Syndrom der Kopfgelenke. In: Hohmann, Kügelgen, Liebig (Hrsg) Neuroorthopädie 4. Springer, Berlin Heidelberg New York

Ödquist LM, Liedgren SRC, Larsby B, Jerlvall L (1975) Vestibular and somatosensory inflow to the vestibular projection area in the postcruciate dimple region of the cat cerebral cortex. Exp Brain Res **22**: 185–191

Oosterveld WJ, Kortschot HW, Kingma CG, de Jong HAA, Saatci MR (1991) Electronystagmographic findings following cervical whiplash injuries. In: Haid CT (ed) Vestibular Diagnosis and Neurootosurgical Management of the Skull Base. Demeter, Gräfelfing

Pfaller K, Arvidsson J (1988) Central distribution of trigeminal and upper cervical primary afferents in the rat. J Comparative Neurology **268**: 91–108

Proske U, Schaible HG, Schmidt RF (1988) Joint receptors and kinaesthesia. Exp Brain Res **72**: 219–224

Scherer H (1985) Halsbedingter Schwindel. Arch Otorhinolaryngol Suppl II: 107–123

Scholtz JH, Buchmann J, Sievert U (1988) Erweiterte Fahndung nach Zervikalnystagmus. HNO-Prax **13**: 3–8

Seifert K (1987) Peripher-vestibulärer Schwindel und funktionelle Kopfgelenksstörung. HNO **35**: 363–371

Seifert K (1990) Zur Differentialdiagnose und Therapie des vertebragenen Schwindels. Laryngo-Rhino-Otol **69**: 394–397

Terrahe K (1985) Das zervikokraniale Syndrom in der Praxis des HNO-Arztes. Laryngol-Rhinol-Otol **64**: 292–299

Thoden U, Doerr M, Leopold HC (1983) Motion perception of head or trunk modulates cervico-ocular reflex. Acta Otolaryng (Stockh) **96**: 9–14

Wolff HD (1983) Neurophysiologische Aspekte der manuellen Medizin. Springer, Berlin Heidelberg New York

Wolff HD (1988) Die Sonderstellung des Kopfgelenkbereiches. Springer, Berlin Heidelberg New York

Zenker W (1988) Anatomische Überlegungen zum Thema Nackenschmerz. Schweiz Rundschau Med (Praxis) **77**: 333–339

Zenner P (1987) Die Schleuderverletzung der Halswirbelsäule und ihre Begutachtung. Springer, Berlin Heidelberg New York

Posturographie in der Praxis

N. Reicke, Linz

Einleitung

Die Analyse des spontan oder experimentell ausgelösten Nystagmus mittels Frenzel-Brille oder Elektronystagmographie dient hauptsächlich der Lokalisation einer Störung im Vestibularis-System (Topodiagnostik). Dagegen beschäftigt sich die *Gleichgewichts-Prüfung* im eigentlichen Sinne, also die verschiedenen vestibulo-spinalen Untersuchungen, mit der Auswirkung einer Vestibularis-Störung auf die Gleichgewichts-Erhaltung des Patienten, d. h. seine Belastbarkeit im Alltag und im Beruf. Von besonderer Bedeutung ist hierbei die Frage der Arbeitsfähigkeit, die auch zum zentralen Punkt bei der Begutachtung von Schwindel-Patienten wird.

Frage der Arbeitsfähigkeit

Es gibt eine Fülle unterschiedlicher Gleichgewichts-Tests, so z. B. den Blindgang-Test, den Sterngang- (nach Babinski-Weil) sowie den Unterberger- und Romberg-Test. Die beiden zuletzt genannten Tests sind hauptsächlich im deutschsprachigen Raum verbreitet und besonders geeignet, da sie auf kleinstem Raum durchzuführen sind und sich der Untersucher immer in unmittelbarer Nähe des Patienten befindet, sodaß er ihn bei ausgeprägter Ataxie jederzeit vor dem Hinfallen bewahren kann.

Standard-Untersuchung

Grundsätzlich gilt für alle peripheren Gleichgewichts-Störungen, daß sie bei geschlossenen Augen (z) — also bei Fortfall visueller Afferenzen — ausgeprägter

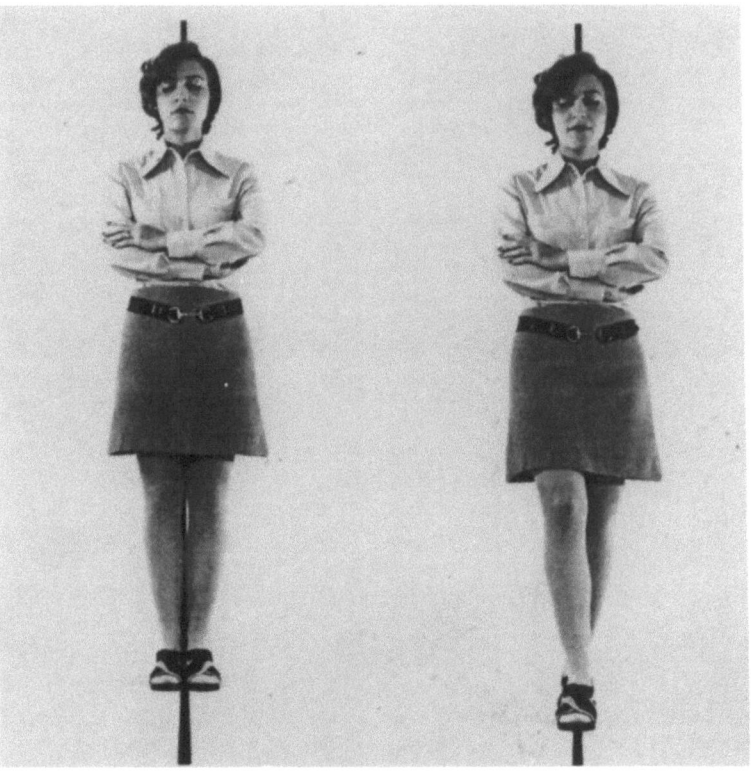

Abb. 1. Der Romberg-Test in seinen zwei Modifikationen: (links) einfacher Romberg-Test (NR), (rechts) verschärfter Romberg-Test (SR)

sind als bei offenen Augen (a); deshalb wird der *Romberg-Test* (NR) durch Augenschluß empfindlicher. Eine Erhöhung der Sensibilität des Romberg-Testes erreicht man dadurch, daß die Füße nicht nebeneinander, sondern hintereinander plaziert werden (siehe Abb. 1). Diese Modifikation nennt man den verschärften Romberg-Test (SR), Tandem-Romberg-Test oder auch Manns-Test. Insofern ergibt sich eine klare Abstufung der Empfindlichkeit des Romberg-Testes: NRa – NRz – SRa – SRz.

Der verschärfte Romberg-Test bei geschlossenen Augen (SRz) ist allerdings so empfindlich, daß er häufig auch von gesunden Versuchspersonen nicht über die vorgeschriebene Zeit von 10 Sekunden gestanden wird. Die Beurteilung bezieht sich nun darauf, welche der oben genannten Modifikationen von dem Patienten sicher über den Zeitraum von 10 Sekunden durchgeführt werden kann.

Im Gegensatz zum Romberg-Test ist der *Unterberger-Tretversuch* ein dynamischer Gleichgewichts-Test, welcher durch die wechselnde Verlagerung des Körperschwerpunktes von einem Bein auf das andere höhere Anforderungen an die Gleichgewichts-Regulierung stellt. Außer der allgemeinen Beurteilung, wie sicher der Patient diesen Test durchführt, gilt das besondere Interesse des Untersuchers einer möglichen Drehtendenz, welche eine zusätzliche Seitenlokalisation der vestibulären Störung ermöglicht. Während beim Romberg-Test bei einseitiger Fallneigung ständig Ausgleichsbewegungen zur Mitte hin erfolgen, kommt es beim Unterberger-Test zu einer unterschwelligen Summation minimalster Abweichungen, die sich am Ende des Tests (nach 50 Schritten) häufig in einer massiven Drehtendenz erkennen lassen. Wichtig ist allerdings, daß keine optische oder akustische Orientierungsmöglichkeit besteht, deshalb sollte der Patient selbstverständlich die Augen geschlossen halten, und auf eine diffuse Raumbeleuchtung geachtet werden; ferner sollten akustische Richtungs-Informationen durch einen ruhigen Untersuchungsraum und evtl. durch das Aufsetzen von Lärmschutzkappen ausgeschaltet werden.

Ein gleichgewichtsgesunder Patient sollte den Romberg-Test auch in seiner verschärften Form bei offenen Augen sicher über 10 Sekunden stehen. Beim Unterberger-Tretversuch gilt der Normbereich 40° nach links und 60° nach rechts (Scherer, 1984). Allerdings sollte immer beim Unterberger-Test berücksichtigt werden, daß Erkrankungen der unteren Extremitäten oder des Hüftgelenkes zu einer Verfälschung des Ergebnisses führen können.

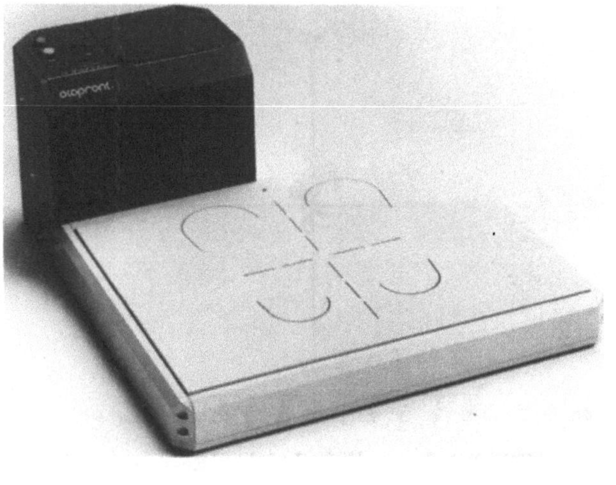

Abb. 2. Die Luzerner Meßplatte mit Registriereinrichtung

Romberg-Test durch Augenschluß empfindlicher verschärfter Romberg-Test

Unterberger-Tretversuch ein dynamischer Gleichgewichts-Test

Drehtendenz

Posturographie

Gleichgewichts-Tests exakt registrierbar

Das Bestreben, die Gleichgewichts-Tests exakt registrierbar zu machen, führte bereits 1964 zur Entwicklung einer elektronischen Meßplattform (Baron, 1964), doch erst durch die Entwicklung der einfach zu bedienenden und preisgünstigen „Luzerner Meßplatte" (siehe Abb. 2) konnte die Posturographie in der Praxis Einzug halten (Fried, Arnold, 1987). Bei dieser Untersuchungseinrichtung sind Dehnungsmeßstreifen in die Standplatte eingebaut, welche die Verlagerung des Körperkraft-Schwerpunktes auf der Standfläche in der zweidimensionalen Ebene erfassen und entweder in einem Übersichtsbild (*Übersichts-Posturogramm*) darstellen oder getrennt für die Richtungen anterior-posterior (Sagittal-Schwankungen) und rechts-links (Lateral-Schwankungen) getrennt über die Zeit aufzeichnen (*Zeit-Posturogramm*).

Übersichts-Posturogramm

Das Übersichts-Posturogramm ist nun besonders gut zur Verlaufskontrolle bei peripheren oder zentral-vestibulären Störungen geeignet. Als Beispiel der Fall eines 33jährigen Patienten mit Neuropathia vestibularis rechts am 1. Tag der Erkrankung und 8 Tage später (Abb. 3). Aber auch bei vertebragenem Schwindel ist diese Untersuchungsmethode gut zur Verlaufskontrolle geeignet: Abb. 4 zeigt

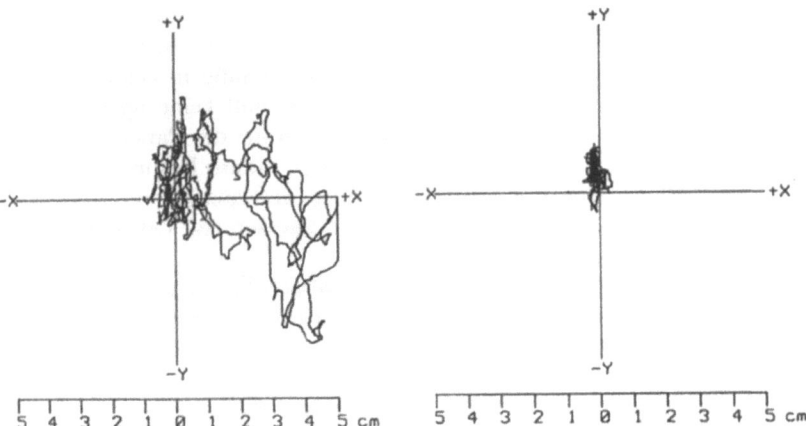

Abb. 3. Patient mit Neuropathia vestibularis: links am 1. Tag der Erkrankung, rechts 8 Tage später

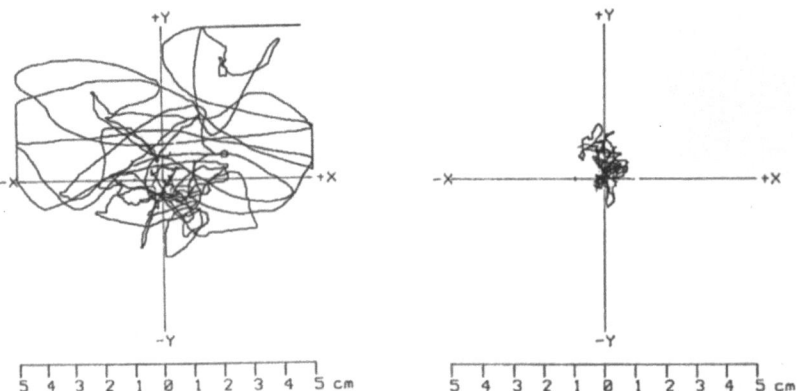

Abb. 4. Patientin mit irritativem HWS-Syndrom: links bei der Erstuntersuchung, rechts 14 Tage später

das Übersichts-Posturogramm einer 39jährigen Patientin mit ausgeprägten Gleichgewichts-Störungen bei irritativem HWS-Syndrom; eingehende neurootologische und neurologische Untersuchungen hatten eine sonstige Erkrankung ausgeschlossen. Bei der Befundkontrolle 14 Tage später, nachdem eine intensive HWS-spezifische Behandlung erfolgt war, ergab sich im Übersichts-Posturogramm ein Normalbefund.

Der Kopfschüttel-Romberg-Test (Provokation)

Es ist hinreichend bekannt, daß bei Patienten mit peripheren oder zentralen Vestibularis-Störungen nach Abklingen der akuten Krankheitsphase noch über längere Zeit bei Belastung, wie raschen Kopf-/Körperbewegungen, Schwindel und Gleichgewichts-Störungen auftreten können. Diese Tatsache führte zur Entwicklung des *Kopfschüttel-Romberg-Testes* (Reicke, 1992). Bei dieser Modifikation des Romberg-Testes wird der Patient auf die Luzerner Meßplatte gestellt und zunächst in Ruhe bei offenen und geschlossenen Augen sein Gleichgewichtsverhalten gemessen. Dann wird der Patient aufgefordert, über ein festgelegtes Zeitintervall von 10 Sekunden aktiv den Kopf in der Horizontalebene hin und her zu schütteln (Abb. 5). Hierbei kommt es bei Gesunden nur zu einer geringen Zunahme der physiologischen Körperschwankungen, im Gegensatz zu Patienten mit Störungen im peripheren oder zentralen Vestibularissystem. Nach dem bisherigen Kenntnisstand muß eine Zunahme der Körperschwankungen auf das 3fache und mehr des Ausgangsbefundes als pathologisch angesehen werden.

Kopfschüttel-Romberg-Test

Als Beispiel sei der Fall einer 70jährigen Patientin angeführt, die bereits 6 Wochen zuvor an einer rechtsseitigen Neuropathia vestibularis erkrankt war, und die infolge

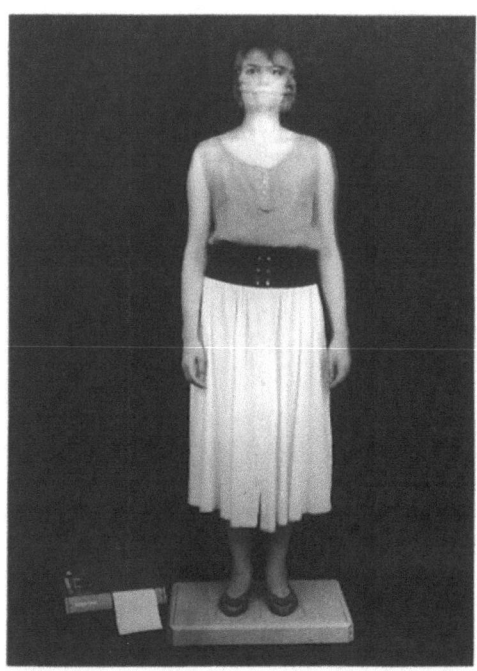

Abb. 5. Provokation durch aktives horizontales Kopfschütteln (Kopfschüttel-Romberg-Test)

eines gleichzeitig bestehenden irritativen HWS-Syndroms nur eine unzureichende Kompensation der Vestibularis-Störung gezeigt hatte. Im Übersichts-Posturogramm (siehe Abb. 6) zeigt sich in Ruhe ein im wesentlichen altersentsprechender Befund, während unter Provokation die Körperschwankungen vornehmlich nach rechts und hinten deutlich zunahmen. Besonders deutlich ist die Unsicherheit im

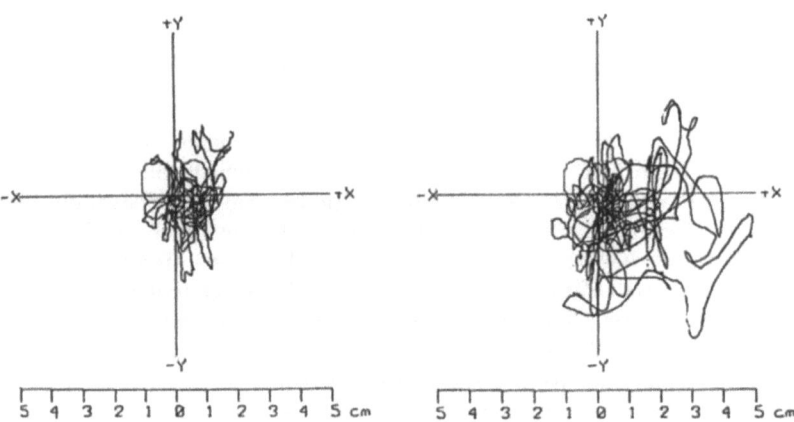

Abb. 6. Übersichts-Posturogramm bei nicht kompensierter Neuropathia vestibularis: links ohne, rechts während Kopfschüttel-Provokation

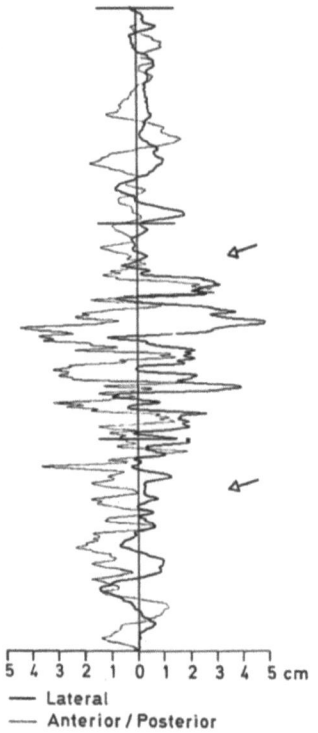

Abb. 7. Zeit-Posturogramm der gleichen Patientin; die beiden Kurven sind entsprechend dem Versuchsablauf von oben nach unten zu lesen und stellen für sich getrennt die sagittalen und lateralen Körperschwankungen dar. Die Pfeil-Markierung grenzt den Zeitraum der Provokation ein

Zeit-Posturogramm (Abb. 7) zu sehen, in welchem die Kopfschüttel-Provokation durch Markierungspfeile angegeben ist.

Somit empfiehlt sich die Posturographie als exaktes Untersuchungsinstrument zur Verlaufskontrolle der Gleichgewichts-Störungen sowohl peripherer als auch zentraler Vestibularis-Störungen. Durch die zusätzliche Provokation des aktiven horizontalen Kopfschüttelns besteht die Möglichkeit, auch latente Gleichgewichts-Störungen, z. B. in der Kompensationsphase deutlich zu machen.

Weitere Möglichkeiten der Posturographie

Aber auch mittels gezielter Provokation der HWS (Art. vertebrales) durch maximale Reklination des Kopfes kann z. B. beim vaskulären HWS-Syndrom eine Durchblutungsstörung im Vertebralis-Basilaris-Stromgebiet durch Zunahme der Körperschwankungen dokumentiert werden.

Ferner ergeben sich durch den Vergleich der Lateralisation des Kopfschüttel-Romberg-Testes und des Unterberger-Testes häufig noch zusätzliche Hinweise: nach eigenen Untersuchungen stimmen bei peripheren vestibulären Störungen der Kopfschüttel-Romberg-Test und der Unterberger-Tretversuch in der Seitenbetonung überein, im Gegensatz zu zentral-vestibulären Störungen mit seitendifferenten Ergebnissen.

Für gezielte experimentelle klinische Untersuchungen besteht die Möglichkeit, außer der augenscheinlichen Beurteilung der Amplitude und der Seitenbetonung der Körperschwankungen auch noch genauer das Frequenzspektrum der Körperschwankungen mittels Fourier-Analyse zu ermitteln. Hieraus ergeben sich weitere topodiagnostische Hinweise, da sich die verschiedenen Ataxieformen (vestibulär, spinal sowie Kleinhirn-Ataxie) in der Frequenz der Körperschwankungen deutlich voneinander unterscheiden (Diener, Dichgans, 1988). Diese Fragestellung interessiert allerdings in erster Linie den Neurologen, nachdem der HNO-Arzt in der Regel durch Anamnese und Nystagmus-Analyse eine topodiagnostische Unterscheidung zwischen peripherer und zentraler Vestibularis-Störung getroffen hat.

Unter der „dynamischen Posturographie" versteht man Untersuchungsmethoden, bei welchen die Stand-Plattform entweder ruckartig (Stoll, 1982) oder sinusförmig (Reicke, 1975) bewegt wird und die hierbei auftretenden Ausgleichs-Reaktionen des Patienten posturographisch und elektromyographisch festgehalten werden.

Allerdings müssen zur Posturographie auch einige *kritische Bemerkungen* gemacht werden, da sich in großen Meßreihen eine erhebliche Streubreite der interindividuellen Ergebnisse gezeigt hat: So hängt das Gleichgewichtsverhalten gesunder Personen unter anderem ab vom Alter, Gewicht, Körpergröße und Geschlecht (bei Jugendlichen). Darüber hinaus ergeben sich auch bei wiederholter Messung der gleichen Versuchspersonen erhebliche intraindividuelle Differenzen, welche durch Ermüdung, Streß, Nikotin und Alkohol bedingt sein können. Insofern bedarf es vor einer entsprechenden Normierung dieser Meßmethode noch weiterer eingehender klinischer Untersuchungsreihen, und deshalb sollte der posturographische Einzelbefund immer im Zusammenhang mit dem gesamten klinischen Bild und den vorhandenen Vorbefunden bewertet werden; im Zweifelsfalle empfiehlt sich eine Kontroll-Untersuchung.

Vorgehen in der Praxis

Zur eingehenden *Untersuchung des Gleichgewichtes in der Praxis* wird folgendes Vorgehen empfohlen: zunächst Durchführung des Romberg-Testes in seiner einfachen Modifikation (NR) bei offenen und bei geschlossenen Augen, jeweils über 10 Sekunden auf der Luzerner Meßplatte. In Zweifelsfällen oder bei einseitiger Betonung empfiehlt sich eine Wiederholung.

Zur Überprüfung des dynamischen Gleichgewichtes und Beurteilung einer möglichen Drehtendenz kann der Unterberger-Tretversuch unter den oben genannten Bedingungen ebenfalls auf einer größeren Ausführung der Luzerner Meßplatte posturographisch registriert werden, wobei außer der Drehtendenz auch die lateralen Körperschwankungen exakt dokumentiert werden.

Als Provokationstest empfiehlt sich der Kopfschüttel-Romberg-Test bei offenen oder gegebenenfalls auch bei geschlossenen Augen über einen Zeitraum von 30 Sekunden, wobei die Provokation im mittleren Zeitbereich (10. bis 20. Sekunde) erfolgen sollte.

Selbstverständlich können die oben genannten Gleichgewichtstests auch dem Augenschein nach ohne Hilfe der Posturographie bewertet werden, allerdings mit dem Nachteil einer geringeren Genauigkeit und unzureichenden Dokumentierbarkeit.

Literatur

Baron de JB (1964) Prèsentation d'un appareil pour metre en évidence les déplacements du centre de gravité du corps dans le polygone de sustentation. Arch Mal Prof **25**: 1–2

Diener HC, Dichgans J (1988) Anwendung und Nutzen der statischen und dynamischen Standmessung (Posturographie). Fortschr Neurol Psychi **56**: 249–258

Fried R, Arnold W (1987) Der objektivierbare Romberg-Test (Posturographie) mit der neuen „Luzerner Meßplatte". Laryngol Rhinol Otol **66**: 433–436

Reicke N (1975) Der Pendel-Plattform-Test. Fortschr. Med. **93**: 361–364

Reicke N (1992) Der Kopfschüttel-Romberg-Test im Rahmen der Gleichgewichts-Diagnostik. HNO **40**: 195–201

Scherer H (1984) Das Gleichgewicht. Springer, Berlin Heidelberg New York

Stoll W (1982) Der Kippbühnenstehtest. Arch Otorhinolaryngol **234**: 105–123

Objektivierende Diagnostik bei Tinnitus

H. Feldmann, Münster

Diagnostik wesentlicher Bestandteil der Therapie

Mein Thema scheint die Diagnostik des Tinnitus in den Vordergrund zu stellen, aber es ist mein Anliegen, Ihnen nahezubringen, daß beim Tinnitus die Diagnostik nicht nur Voraussetzung für eine Therapie ist — das ist sie ohnehin in allen medizinischen Bereichen, denn bekanntlich haben die Götter vor die Therapie die Diagnose gestellt —, sondern beim Tinnitus gilt wie bei kaum einer anderen Symptomatik, daß die Diagnostik zugleich wesentlicher Bestandteil der Therapie ist, ja daß sie in vielen Fällen sogar als alleinige Therapie genügt.

Ich möchte das an zwei konkreten Fällen demonstrieren.

tic-artige Kontraktionen des M. stapedius

1.) Ein 28jähriger Mann kam zu mir wegen eines knackenden Geräusches im linken Ohr. Er hatte den Eindruck, daß sich etwas in seinem Ohr bewege und am Trommelfell kratze wie ein Insekt. Er hatte schon eine ganze Reihe von Ohrenärzten aufgesucht, aber alle hatten nur einen Normalbefund erhoben. Der einzige Rat, den sie ihm gegeben hatten, war, zum Psychiater zu gehen. Die Ehe des Patienten war zerrüttet, weil seine Frau, gestützt auf die Aussagen der Ärzte, überzeugt war, daß er sich das alles einbilde und tatsächlich eine Art Geisteskrankheit hätte. Tatsächlich war es ein objektives Ohrgeräusch, verursacht durch tic-artige Kontraktionen des M. stapedius. Man konnte die knackartigen Geräusche mit einem Stethoskop gut hören und mit dem Tympanometer registrieren (Abb. 1). Ich demonstrierte dem Patienten, daß ich in der Lage war, synchron mit ihm jeden der auftretenden Clicks zu hören; ich zeigte ihm die Ausschläge im Tympanogramm und erklärte ihm die Ursache dieser Geräusche. Es war bewegend zu sehen, wie er bei diesen Enthüllungen mit den Tränen kämpfte. Der

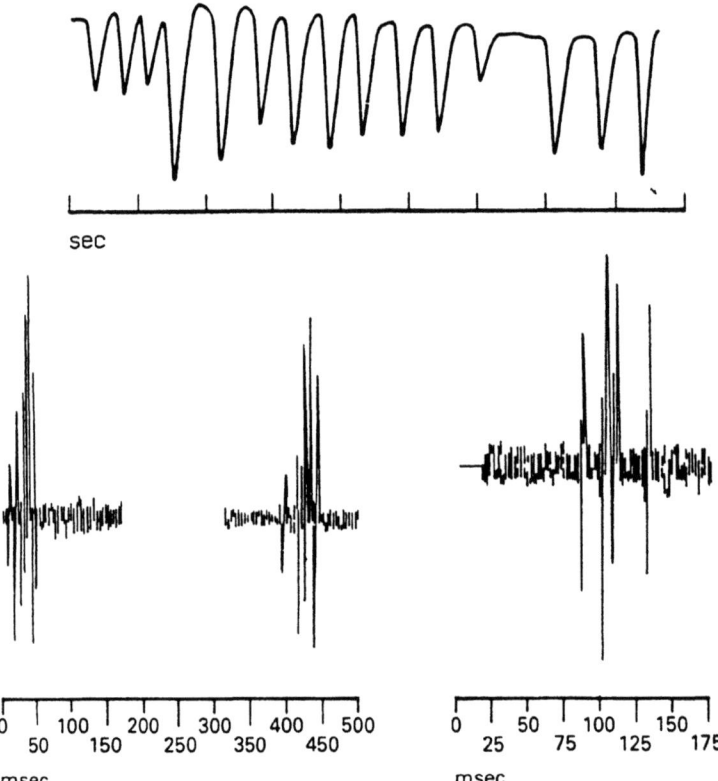

Abb. 1. Objektiver muskulärer Tinnitus durch tic-artige Zuckungen des M. stapedius. Oben: Registrierung der Impedanzänderung des Trommelfelles. Unten: Oszillogramme der Klicks

quälende Gedanke, daß er geisteskrank sei, war plötzlich von ihm genommen; alles hatte eine natürliche Erklärung. Er war nun rehabilitiert, nicht zuletzt vor seiner Frau. Er brauchte keine weitere Therapie.

2.) Vor einigen Monaten war mir eine Leseranfrage für die Deutsche Medizinische Wochenschrift zur Beantwortung zugestellt worden. Sie lautete: Ein 34jähriger, gesunder Mann leidet unter heftigen Ohrgeräuschen: Knacken, wie es beim Sendersuchlauf eines Radios zu hören ist. Die internistische und HNO-ärztliche Untersuchung hat keine auffälligen Befunde erbracht. Der Patient will wissen, ob eine hyperbare Sauerstoffanwendung bei ihm eine erfolgversprechende Therapiemöglichkeit sein könnte.

Natürlich habe ich in meiner Antwort darauf hingewiesen, daß man bei der geschilderten Symptomatik in erster Linie an ein objektives Ohrgeräusch denken müßte, entweder verursacht durch den M. stapedius, oder aber durch klonische Zuckungen der Tubenmuskulatur, die sich dann auch in Zuckungen des Gaumensegels zeigen würden.

Ich weiß nicht, ob in dem konkreten Fall diese Verdachtsdiagnose bestätigt werden konnte, aber wenige Wochen, nachdem meine Antwort auf die Leseranfrage erschienen war, erhielt ich einen Brief von einem Oberarzt einer großen Kinderklinik, aus dem ich hier gern zitieren möchte. Er nahm Bezug auf den Leserbrief und meine Antwort darauf und schrieb, er wolle mir über ein 14jähriges kerngesundes Mädchen berichten, das durch die Unkenntnis vieler Kollegen in allen Sparten in eine erhebliche Unruhe und Gefahr gestürzt wurde. Dann heißt es in seinem Brief wörtlich: „In den Alpen hatte sie ihrer Mutter von knackenden Geräuschen im Kopf berichtet, die im Wachzustand anhielten. Der konsultierte niedergelassene Allgemeinarzt schickte das Kind zum Ohrenarzt. Dieser veranlaßte u. a. ein Audiogramm und schickte das Kind zum Neurologen, weil er weiter nichts feststellen konnte. Der Neurologe veranlaßte ein CT und ein EEG und zog einen Internisten konsiliarisch hinzu, weil er ein Angiom oder einen Hirntumor ausschließen wollte, der im CT nicht dargestellt war. Der Internist schrieb EKGs und konstatierte, daß ein pulssynchrones Knacken im Kopf hochverdächtig sei auf ein Angiom. Weiter ging es zum Neuroradiologen mit dem Auftrag, Angiogramme anzufertigen. Zufällig lief mir das Kind bei der Vorbereitung zur Narkose über den Weg. Ich habe dann", so schreibt der Kinderarzt weiter, „die Anamnese und den klinischen Befund wohl erstmals genau analysiert und konnte mit dem Stethoskop ein nicht-pulssynchrones Knacken im Bereich der Schlundmuskulatur feststellen. Dabei sah man das rhythmische Zucken des Gaumensegels. Ein Phonogramm und ein EKG sicherten die Asynchronizität. Ein kurzes aufklärendes Gespräch mit Kind und Mutter über die harmlose Natur dieses Ticks hat weitere Klimmzüge der ärztlichen Professionen natürlich geblockt. Inzwischen ist mir das gesunde Kind nochmals begegnet und sehr dankbar, daß ich interveniert hatte." Soweit der Brief des Kinderarztes.

In beiden Fällen — und natürlich habe ich noch zahlreiche ähnliche Beobachtungen — genügte die Diagnose, um den Patienten ihren Leidensdruck durch den Tinnitus zu nehmen. Die Stellung der richtigen Diagnose war eine vollwertige, wirksame Therapie.

Der Leidensdruck bei Ohrgeräuschen wird hauptsächlich durch zwei Faktoren ausgelöst und unterhalten.

1. Die Patienten stoßen mit ihren Beschwerden in ihrer Umgebung auf völlige Verständnislosigkeit; man glaubt ihnen nicht, sondern ist überzeugt, daß sie „einen kleinen Mann im Ohr haben", und spricht das u. U. auch aus, und das heißt ja nichts anderes, als daß man sie für ein bißchen verrückt hält. Das stand im ersten Fall im Vordergrund.

nicht-pulssynchrones Knacken im Bereich der Schlundmuskulatur

Leidensdruck bei Ohrgeräuschen

Verständnislosigkeit

Angst

2. Der 2. Faktor, der den Leidensdruck unterhält, ist die Angst, das Ohrgeräusch könnte Vorbote einer bedrohlichen Krankheit sein. Die Patienten fürchten, einen Hirntumor zu haben, den Verstand zu verlieren, völlig zu ertauben, oder vor einem Schlaganfall zu stehen.

Im ersten Fall wurde praktisch keinerlei weiterführende Diagnostik getrieben, sondern es wurde durch die Empfehlung mehrerer Ärzte, einen Psychiater aufzusuchen, eine Geisteskrankheit geradezu als gegeben hingestellt. Im zweiten Fall wurde von den Ärzten der dringende Verdacht auf einen Hirntumor oder ein Angiom geäußert, und es wurden immer aggressivere diagnostische Mittel eingesetzt. In beiden Fällen war das Verhalten der Ärzte falsch und schädlich und hat den Leidensdruck der Patienten erhöht, bei dem Kind und seiner Mutter überhaupt erst ein Krankheitsbewußtsein ausgelöst.

Die beiden genannten Faktoren, die den Leidensdruck bei Tinnitus unterhalten und steigern, werden sofort beseitigt oder doch zumindest abgeschwächt, wenn man ihnen durch eine überzeugende Diagnostik den Boden entzieht. Das geschieht, wenn man dem Patienten nicht nur verbal versichert, daß man ihm seine Beschwerden glaubt, sondern wenn man objektiv messend nachweist, daß seine Wahrnehmungen tatsächlich vorhanden sind. Damit ist er seinen Mitmenschen und sich selbst gegenüber rehabilitiert, da nun bewiesen ist, daß er sich das alles nicht einbildet, und daß er nicht an Sinnestäuschungen leidet. Der Patient überwindet damit schlagartig die *Beeinträchtigung seines Selbstwertgefühls*. Er gewinnt wieder Vertrauen in die Zuverlässigkeit seiner Wahrnehmungen.

Man muß sich einmal die umgekehrte Situation vergegenwärtigen, die in der Allgemeinmedizin sehr viel häufiger ist. Sie ist dann gegeben, wenn ein Arzt seinem Patienten eröffnet, daß seine Beschwerden, z. B. Magenschmerzen, nicht organisch bedingt sind, sondern seelische Ursachen haben, also psychosomatisch bedingt sind. Der Patient akzeptiert das nur sehr widerstrebend, denn diese Deutung besagt in schlichter Übersetzung,

1. daß seine Beschwerden nur eingebildet sind, und
2. daß er selbst schuld daran ist.

Bei dem ersten Tinnitusfall geschah nun gerade das Umgekehrte: Der Patient hatte erlebt, daß seine Beschwerden von den nächsten Angehörigen wie auch von Ärzten als eingebildet und als Zeichen einer geistigen Störung beurteilt worden waren. Wenn ihm jetzt überzeugend demonstriert wurde, daß sein Leiden eine ganz klare *organische Grundlage* hat, dann bedeutet das für ihn eine große *seelische Erleichterung*. Ein wesentlicher Teil des Leidensdruckes, der noch dazu an der Wurzel des Selbstwertgefühls nagt, entfällt. Der Patient ist rehabilitiert. Heute ist ja viel von Rehabilitation die Rede, und es gibt ganze REHA-Kliniken. Im Duden steht, was unter „rehabilitieren" und „*Rehabilitation*" zu verstehen ist: „Wiedereinsetzung in die ehemaligen Rechte, Ehrenrettung, Wiederherstellung des Ansehens". Genau das ist hier passiert, einfach durch die objektivierende Diagnose, den Nachweis, daß die Ohrgeräusche tatsächlich vorhanden sind. Diese Rehabilitation als Ehrenrettung ist zugleich ein wichtiger Schritt zur Rehabilitation im medizinischen Sinn.

Der zweite Faktor, durch den die Diagnose selbst zur Therapie wird, ist, daß der Arzt erklären kann, was organisch fehlgelaufen ist und das Ohrgeräusch verursacht, und daß dieses keine der gehegten Befürchtungen rechtfertigt, also nicht Zeichen eines Hirntumors, einer Geisteskrankheit, eines drohenden Schlaganfalles oder einer bevorstehenden Ertaubung ist.

Ich habe diese Gedanken hier an den beiden Fällen mit objektiven Ohrgeräuschen so ausführlich entwickelt, weil sie hier besonders einsichtig sind. Aber Sie werden

wahrscheinlich sagen: „Wie oft gibt es denn schon solche Fälle von objektiven Ohrgeräuschen! – Ich habe noch nie einen gesehen!"
Dem ist entgegenzuhalten.

1. Diese Fälle sind gar nicht so selten. Sie werden nur nicht erkannt, wie gerade diese Beispiele zeigen. Beide Patienten waren ja bei zahlreichen Ärzten gewesen, darunter auch bei Ohrenärzten, und keiner hat die richtige Diagnose gestellt.
2. Und das ist viel wichtiger: Was ich hier zu den Reaktionen der Kranken und der Analyse ihres Krankheitsgefühls ausgeführt habe, gilt nicht nur für objektive Ohrgeräusche, sondern genauso für die subjektiven Ohrgeräusche.

Auch bei den sogenannten subjektiven Ohrgeräuschen, die tatsächlich viel häufiger sind, ist eine objektivierende Diagnostik so außerordentlich wichtig und segensreich. Objektivierend heißt hierbei, das Ohrgeräusch mit den Mitteln der Audiometrie darzustellen und auszumessen. Man erlebt dabei, daß der Patient seine Angaben ebenso präzise und reproduzierbar machen kann wie bei der Tonschwellenaudiometrie oder der überschwelligen Audiometrie.

objektivierende Diagnostik

Die konventionelle Audiometrie wird oft auch als subjektive Audiometrie bezeichnet und der sog. objektiven Audiometrie, etwa der BERA, gegenübergestellt. Der einzige Unterschied zwischen beiden ist: im einen Fall fungiert der Patient selbst als Beobachter, im anderen übernimmt der Arzt diese Rolle. Aber das Urteil eines Arztes ist keineswegs so objektiv, wie wir es uns gern vormachen. Denn ob der Arzt aus einer BERA-Kurve noch echte Reaktionen auf Hörreize herausliest oder sie doch als zufällige Schwankungen und Artefakte deutet, ist oftmals subjektiver, d. h. willkürlicher, als die Angabe eines gut mitarbeitenden Patienten, ob er einen Ton wahrnimmt oder nicht. Entscheidend ist allemal, ob die Messungen empfindlich genug und gut reproduzierbar sind. Und da sind die Antworten bei der sogenannten subjektiven Audiometrie – gute Mitarbeit des Patienten vorausgesetzt – immer noch empfindlicher, aussagekräftiger und mindestens ebenso gut reproduzierbar wie die sogenannten objektiven Messungen.

Entsprechendes gilt auch für die audiometrische Analyse des subjektiven Tinnitus. Konkurrierende objektive Verfahren gibt es hierfür bisher überhaupt noch nicht, aber aus der großen Zuverlässigkeit und Reproduzierbarkeit der subjektiv gewonnenen Meßdaten darf man ruhig schließen, daß sie Befunde liefern, die geeignet sind, einen Tinnitus zu objektivieren, etwa in demselben Maße, wie ein Tonaudiogramm eine Schwerhörigkeit objektiviert.

Was kann man messen?
Es sind im wesentlichen 3 Bereiche:

1. die Frequenzzusammensetzung des Ohrgeräusches,
2. die subjektive Lautheit,
3. die Verdeckbarkeit.

1. Zur Bestimmung der Frequenzzusammensetzung wird durch Vergleich mit Schallreizen des Audiometers untersucht, ob der Tinnitus wie ein reiner Ton, wie ein Schmalbandgeräusch oder wie ein Breitbandgeräusch klingt. Hat der Tinnitus den Charakter eines Tones oder Schmalbandgeräusches, so kann man ihn in der Regel auf eine halbe Oktave genau einem bestimmten Frequenzbereich zuordnen. Aus dieser Feststellung folgt die Erkenntnis, daß der Tinnitus auf einer pathologischen Erregung in demjenigen Bereich der Nervenelemente im Hörsystem beruht, in dem reale Schallreize kodiert werden, die einen ähnlichen Gehöreindruck hervorrufen wie der Tinnitus. Diese Nervenelemente können theoretisch in der Cochlea, im Hörnerven oder in der Hörbahn bis hin zum Cortex lokalisiert sein, überall dort, wo wir noch eine tonotope Abbildung der Schallreize haben. Meistens findet man, daß in dem Frequenzbereich, dem der Tinnitus zugeordnet

Bestimmung der Frequenzzusammensetzung

tonotope Abbildung der Schallreize

ätiopathogenetischer Prozeß

werden kann, auch eine meßbare Hörstörung vorliegt. Dann ist der Schluß berechtigt, daß Hörstörung und Tinnitus nur zwei Auswirkungen ein und desselben ätiopathogenetischen Prozesses sind. Wenn wir also etwas über die Ursache der Schwerhörigkeit und ihr pathologisch-anatomisches Substrat aussagen können, z. B. daß sie durch Lärm verursacht wurde, welche Gruppe von Haarzellen betroffen ist, oder daß die Symptome Teil der Menièreschen Krankheit sind, dann kann das auch als Grundlage dienen, etwas über die Ursache des Tinnitus auszusagen.

Messung der Lautheit

2. Die Messung der Lautheit. Wenn man herausgefunden hat, welcher Schallreiz hinsichtlich seines Frequenzspektrums dem Tinnitus am meisten ähnelt, bestimmt man diejenige Lautstärke dieses Reizes, die der Patient ebenso laut empfindet wie seinen Tinnitus. Meistens findet man, daß diese Lautstärke nur gering über der Hörschwelle in dem betreffenden Frequenzgebiet liegt, etwa 5, 10 oder 15 dB. Auch dieser Wert wird fast immer sehr zuverlässig auf wenige Dezibel genau und reproduzierbar angegeben. Am deutlichsten wird das, wenn man zur Messung ein Audiometer mit Lautstärkenstufen von 1 oder 2 dB verwendet.

Diese überraschend geringe Lautstärke steht oft in eklatantem Gegensatz zu der Angabe des Patienten, daß sein Tinnitus unerträglich laut sei. Man kann diese Lautheitswerte nicht ohne weiteres ummünzen in ein Maß für die Belästigung durch den Tinnitus. So einfach ist es leider nicht. Man muß berücksichtigen, daß meistens ein Recruitment vorliegt, daß also die subjektive Lautheit eines Schallreizes 10 dB über einer schon pathologisch angehobenen Schwelle tatsächlich viel lauter ist als 10 dB über einer normalen Schwelle. Aber es kommen sicher noch andere Faktoren hinzu. Einer dürfte wohl sein, daß die Codierung der Lautheit bei der Wahrnehmung echter Schallreize ganz anders ist als bei der pathologischen Erregung, die einem tonartigen Tinnitus zugrunde liegt.

Das betrifft nicht nur die Codierung der Lautheit, sondern ganz allgemein gilt: Das nervöse Erregungsmuster, das einen subjektiven Tinnitus generiert, ist nicht identisch mit demjenigen, das bei Einwirkung eines externen Schalles aktiviert wird, auch wenn der subjektive Gehörseindruck in beiden Fällen sehr ähnlich zu sein scheint. Wir kommen in anderem Zusammenhang gleich noch einmal darauf zurück.

Die Analyse des Tinnitus hinsichtlich seines Frequenzspektrums und seiner Lautheit umschreibt in den Koordinaten des Tonaudiogrammes das Aktionsfeld der pathologischen Erregung, die den Tinnitus generiert. Der Tinnitus wird durch diese Analyse in das Hörfeld projiziert und kann nun zu den anderen audiometrischen Meßdaten, z. B. den Konturen der Hörschwelle mit ihren Senken, oder der Kontur der Unbehaglichkeitsschwelle in Beziehung gesetzt werden.

3. Durch die Messung des Verdeckungsmusters wird deutlich, wie die pathologische Aktivität, die den Tinnitus im Hörsystem repräsentiert, durch reelle akustische Reize unterdrückt oder gehemmt werden kann. Umgekehrt zeigen sie auch, welche reellen akustischen Reize die pathologische Aktivität nicht beeinflussen können.

Zu der Messung bestimmt man mit reinen Audiometertönen oder Schmalbandgeräuschen, wie laut jeder einzelne Schallreiz sein muß, damit er den Tinnitus gerade verdeckt oder hemmt. Der Patient wird aufgefordert, auf seinen Tinnitus zu achten und zu signalisieren, wenn er ihn neben dem angebotenen Schallreiz gerade nicht mehr hört. Die einzelnen Meßpunkte, bei denen jeweils eine Maskierung des Tinnitus durch den Schallreiz erreicht wird, werden zu einer Kurve verbunden. Diese Kurve ergibt mit der Tonschwellenkurve ganz typische Verdeckungsmuster, die ich schon 1969 beschrieben habe (Abb. 2). Die wichtigsten 3 zeige ich hier noch einmal: Konvergenztyp, Kongruenztyp, Distanztyp.

typische Verdeckungsmuster

Auch diese Messungen sind erstaunlich gut reproduzierbar. Sie objektivieren gewissermaßen pathophysiologische Erscheinungsformen des individuellen Tinnitus und gestatten eine ganze Reihe von wichtigen Aussagen.

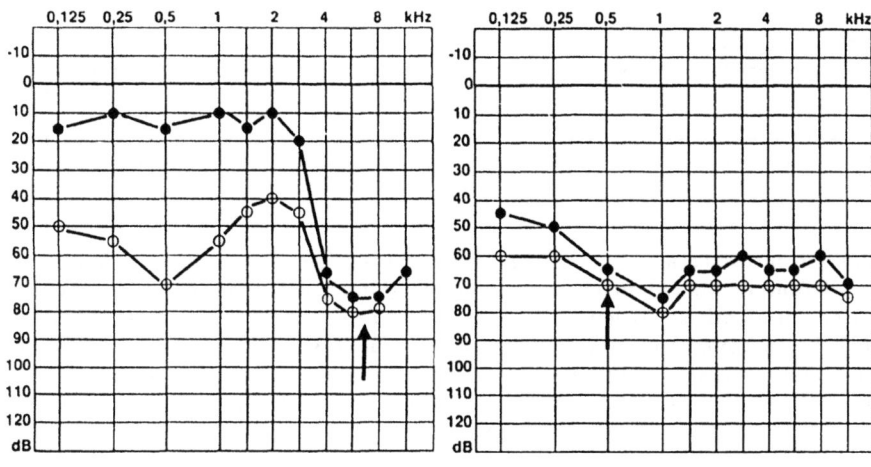

Abb. 2. Die drei wichtigsten Typen der Tinnitus-Verdeckung. Kurve mit vollen Punkten = Hörschwelle. Kurve mit offenen Kreisen = diejenigen Lautstärken der einzelnen Töne, die gerade den Tinnitus verdecken. Die Pfeilspitze markiert die Frequenz und die subjektive Lautstärke des Tinnitus.
(a) *Konvergenztyp*. Lärmschwerhörigkeit mit Hochtonsenke. Tinnitus bei 7000 Hz, subjektiv gleich laut wie ein Ton von 7000 Hz und 85 dB, d. h. 10 dB über der Schwelle. Schwellenkurve und Verdeckungskurve konvergieren zu den hohen Frequenzen.
(b) *Kongruenztyp*. M. Menière mit pantonalem Hörverlust von 60 – 70 dB. Der Tinnitus wird als tieftönendes Rauschen mit Frequenzmaximum um 500 Hz angegeben; die Lautheit entspricht einem Ton von 500 Hz und 70 dB, d. h. 5 dB über der Hörschwelle. Jeder Ton, der die Hörschwelle um 5 oder 10 dB überschreitet, löscht den Tinnitus aus: Hörkurve und Verdeckungskurve verlaufen kongruent.
(c) *Distanztyp*. Tinnitus unklarer Ätiologie (zentral?) bei normalem Hörvermögen. Tinnitus bei 8000 Hz, 10 dB über der Schwelle. Er wird erst durch Töne von sehr großer Lautstärke um 80 dB verdeckt. Hörkurve und Verdeckungskurve sind durch eine große Distanz getrennt.

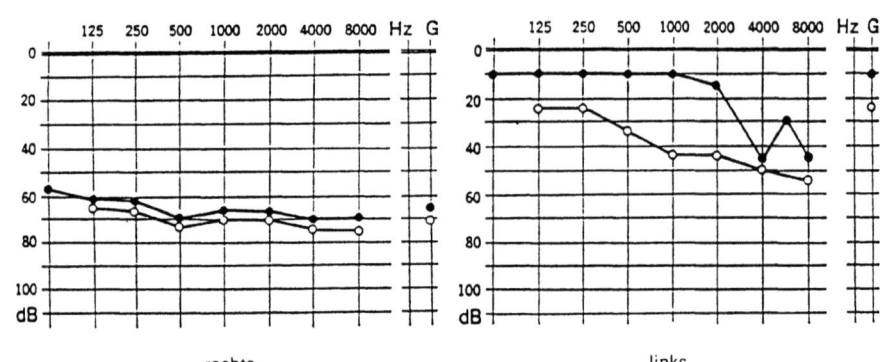

Abb. 3. Kontralaterale Verdeckung eines rechtsseitigen Tinnitus bei M. Menière. Der Befund rechts entspricht etwa dem der Abb. 2b, d. h. pantonaler Hörverlust von 60 – 70 dB mit kongruenter Verdeckung. Der rechtsseitige Tinnitus kann aber auch durch Töne vom linken Ohr aus unterdrückt werden, wenn diese nur eine Lautstärke von 25 – 50 dB haben. Damit liegen diese Töne noch unterhalb der Hörschwelle des rechten Ohres und können diesen Effekt keinesfalls durch physikalisches Überhören verursachen.

Keines dieser Verdeckungsmuster gleicht demjenigen, das man finden würde, wenn ein den Tinnitus simulierender Schallreiz wirklich auf das Ohr gegeben würde. Die logische Folgerung daraus ist, daß subjektiver Tinnitus nicht durch ein Erregungsmuster im Hörsystem repräsentiert wird, wie es bei Einwirkung eines reellen Schallreizes zustande kommt. Das hatte ich schon bei der Diskussion der Lautheitskodierung postuliert, und das ergibt sich aus diesen und anderen Verdeckungsmessungen.

Ich möchte nur einen besonders eindrucksvollen Aspekt herausstellen: Man kann bekanntlich einen Ton durch ein Breitbandgeräusch gut verdecken. Das weiß jeder von der Vertäubung und der Geräuschaudiometrie. Gleicherweise kann man auch einen tonartigen Tinnitus meistens − aber nicht immer − durch ein Breitbandgeräusch verdecken. Das wäre also nichts Besonderes. Umgekehrt kann man aber die Wahrnehmung eines Breitbandgeräusches nicht durch einen Ton verdecken. Aber bei Tinnitus vom Charakter eines Breitbandgeräusches kann man das sehr häufig: Der M. Menière geht meist mit einem subjektiven Ohrgeräusch einher, das einem breitbandigen Rauschen ähnelt. Überraschenderweise löscht jeder Ton, der gerade eben die Hörschwelle überschreitet, die Wahrnehmung des subjektiven Ohrgeräusches aus (Abb. 2b, Abb. 3). Bei einem analogen Versuch mit echtem Audiometerrauschen ist das völlig unmöglich.

Weitere wichtige Unterschiede im Verdeckungsverhalten zeigen sich im Zeitgang der Reaktion. Die Verdeckung oder Hemmung von Tinnitus durch einen akustischen Reiz wirkt oft über Sekunden bis Minuten nach, bei echten Schallreizen als Prüfsignal dauert die Nachverdeckung dagegen nur Millisekunden.

hemmende Wirkung von Schallreizen

Schließlich erstreckt sich die verdeckende − oder besser − die hemmende Wirkung von Schallreizen auf subjektiven Tinnitus oft auch auf das Gegenohr, ohne daß ein physikalisches Überhören stattfindet (Abb. 3). Auch das gibt es bei physiologischen Verhältnissen nicht.

Verdeckungsmessungen

Die Verdeckungsmessungen liefern also eine Fülle von Daten, mit denen Eigenschaften des Tinnitus objektiviert werden. Für den Patienten ist es eine völlig neue Erfahrung, wenn sein Tinnitus so ausgemessen und in einem Diagramm anschaulich eingetragen und sichtbar gemacht wird. Er wird damit, für den Patienten erkennbar, in seiner Realität bestätigt und kann zu den übrigen Leistungen des

Hörsystems in Beziehung gesetzt werden. Der Tinnitus wird damit in einer Weise objektiviert, wie es z. B. beim Schmerz noch nicht möglich ist.

Diese Messungen am Symptom selbst liefern dem Arzt zugleich eine Grundlage, auf der er dem Patienten die pathophysiologischen Zusammenhänge erklären kann, die seinen Tinnitus erzeugen. Wenn er dann dem Patienten noch die Befürchtungen nehmen kann, daß der Tinnitus Vorbote einer bedrohlichen Krankheit ist, steht er mit ganz anderer Überzeugungskraft da, als wenn er nur sagen kann, wie es im Prinzip leider meistens geschieht: „Ich will Ihnen ja Ihr Ohrensausen gern glauben, aber nachvollziehen kann man das nicht. Versuchen Sie mal diese Tabletten, vielleicht helfen die Ihnen."

Natürlich gehören zum Ausschluß bedrohlicher Erkrankungen auch alle anderen Untersuchungen, die auf den Einzelfall abgestimmt sein müssen, eventuell bis zum CT, der Kernspintomographie oder einer Angiographie. Aber im Mittelpunkt muß die Untersuchung am Leitsymptom Tinnitus selbst stehen, und die beginnt mit der einfachen Auskultation, wie die beiden eingangs dargestellten Fälle zeigen. Mit einer solchen Strategie ist die Behandlung von Tinnituspatienten oft eine sehr schöne und lohnende ärztliche Aufgabe, bei der Diagnose und Therapie ineinander übergehen.

Leitsymptom Tinnitus

Literatur

Feldmann H (Hrsg) (1992) Tinnitus. Thieme, Stuttgart New York
Feldmann H (1993) Knackende Ohrgeräusche. Fragen aus der Praxis. Dtsch Med Wschr 118: 805

Schwindelbegleitende Hörstörungen

T. Lenarz, A. Ernst, Hannover

Einleitung

Hörstörungen bei Schwindelerkrankungen kommen in unterschiedlicher Häufigkeit vor. Dabei muß nach dem Sitz der Schwerhörigkeit unterschieden werden zwischen cochleären oder peripheren Läsionen mit Sitz im Innenohr und retrocochleären (neuralen und zentralen) Läsionen mit Sitz im Hörnerven oder der zentralen Hörbahn.

cochleäre Läsionen Zu den häufigsten Krankheitsbildern gehören die cochleären Läsionen:

- M. Menière
- Perilymphfistel (traumatisch oder seltener angeboren)
- Barotrauma und Dekompressionskrankheit
- Commotio labyrinthi und Felsenbeinfrakturen
- Hörsturz mit vestibulärer Beteiligung
- cochleo-vestibuläre Krankheitsbilder infektiöser, immunologischer oder degenerativer Genese.

retrocochleäre Läsionen Seltener sind die retrocochleären Läsionen im Bereich des Hörnerven oder der zentralen Hörbahn. Es handelt sich dabei entweder um tumoröse, entzündliche, degenerative oder vaskuläre Prozesse:

- Akustikusneurinom
- Multiple Sklerose
- Hirnstammtumoren
- vertebrobasiläre Insuffizienz.

Dazwischen stehen Mischformen wie

- ein Teil der Akustikusneurinome, die mit cochleärer Beteiligung auf Grund einer Einschränkung der cochleären Blutversorgung einhergehen
- die neurovaskulären Kompressionssyndrome.

Analyse des Ortes der Schwerhörigkeit Mit Hilfe moderner audiometrischer Methoden kann eine Topodiagnostik, d. h. die Analyse des Ortes der Schwerhörigkeit, vorgenommen werden. Sie liefert dabei u. U. auch für die vestibuläre Diagnostik wertvolle Gesichtspunkte, indem die Zuordnung zu sensorischen oder neuralen Strukturen möglich ist. Dabei sind besonders hervorzuheben:

- die BERA (Hirnstammaudiometrie)
- die OAE (Otoakustische Emissionen)
- der Stapediusreflex.

BERA: ein Maß für die Integrität der Reizfortleitung Die BERA stellt einen Funktionstest des Innenohrs, des Hörnerven und der Hörbahn im Hirnstammbereich dar. Der wesentliche Parameter ist die zentrale Leitzeit, auch Interpeaklatenz I–V genannt, die ein Maß für die Leitgeschwindigkeit und damit die Integrität der Reizfortleitung darstellt. Otoakustische Emissionen sind aktive Schallaussendungen des Innenohres, speziell der äußeren Haarzellen, die auf einen akustischen Reiz hin auftreten. Sie ermöglichen die Funktionskontrolle des Innenohres und fehlen in dem entsprechenden Frequenzbereich, wenn der innenohrbedingte Hörverlust mehr als 30 dB beträgt. Der Stapediusreflex verläuft über einen Hirnstammreflexbogen unter Einschluß des Innenohres, des Hörnerven und des Gesichtsnerven beider Seiten. Eine Reflexermüdung oder das Fehlen des Reflexes bei noch relativ guter Tongehörschwelle sind Zeichen eines retrocochleären Schadens.

Reflexermüdung oder Fehlen des Reflexes sind Zeichen eines retrocochleären Schadens

Den subjektiven audiometrischen Methoden kommt im Hinblick auf den Recruitmentnachweis als Zeichen einer Schädigung äußerer Haarzellen sowie zur

Überprüfung zentraler Leistungen des Sprachverstehens und binauralen Hörens besondere Bedeutung zu. Zu nennen sind:

- die überschwelligen Tests (SiSi, Fowler, Geräuschaudiogramm nach Langenbeck)
- die Sprachaudiometrie (mit Störgeräusch)
- der dichotische Hörtest (nach Feldmann).

Die Befundkombinationen erlauben dabei zusammen mit dem vestibulären Befund oft eine hinreichende diagnostische Zuordnung des Krankheitsbildes. Probleme bereiten jedoch vor allem die Perilymphfisteln, die zervikal ausgelösten otologischen Symptome sowie die monosymptomatischen Verlaufsformen des M. Menière. Spezielle diagnostische Verfahren können hier weiterführen. Genannt seien

Befundkombinationen erlauben Zuordnung des Krankheitsbildes

- der Glyceroltest mit tonaudiometrischer und elektrocochleographischer Kontrolle
- der Lagetest mit Preßversuch nach Valsalva unter tonaudiometrischer Kontrolle
- die indirekte intracochleäre Druckmessung mit dem TMD-System nach Marchbanks (s. u.).

Die Zusatzinformation aus diesen speziellen Tests liefert dabei nicht nur diagnostische Hinweise, sondern kann u. a. bei der Indikationsstellung für operative versus konservative Therapie eingesetzt werden. So liefert der Glyceroltest den Hinweis auf Vorliegen eines endolymphatischen Hydrops und damit u. U. die Grundlage für eine Saccusdekompression oder Saccotomie. Aus einem positiven Lageversuch kann auf das Vorliegen einer Perilymphfistel (PLF) geschlossen und damit die Indikation zur Probetympanotomie abgeleitet werden.

Glyceroltest

positiver Lageversuch

Zusammenfassend stellt die Fahndung nach begleitenden Hörstörungen und deren topologische sowie ätiologische Differenzierung eine wesentliche Hilfe in der Diagnostik vestibulärer Krankheiten dar. Die objektiven Hörprüfmethoden ermöglichen dabei topodiagnostische Aussagen, die mit neurootologischen Untersuchungsmethoden u. U. nicht gegeben sind.

Ausgewählte Krankheitsbilder

Morbus Menière

Pathophysiologisch liegt ein intracochleärer Druckanstieg mit einem endolymphatischen Hydrops zugrunde. Durch Ruptur der Reissner-Membran kommt es zu einer Durchmischung von Endo- und Perilymphe mit Kaliumintoxikation der Haarzellen des Innenohrs und des Vestibularorgans. Nach Heilen der Ruptur normalisieren sich die Konzentrationsverhältnisse im Innenohr. Dies erklärt den Anfallcharakter mit Drehschwindel, Innenohrschwerhörigkeit und Tinnitus. Das Recruitment ist positiv, die OAE fehlen, die zentrale Leitzeit ist normal. Beweisend für den endolymphatischen Hydrops ist der Hörschwellenanstieg um mindestens 10 dB in drei benachbarten Frequenzen oder um 15 dB in einer Frequenz. Er kann auch elektrocochleographisch durch ein vergrößertes SP/AP-Verhältnis (> 0,35) oder den TMD-Test (s. u.) nachgewiesen werden. Hier ist therapeutisch die Saccusexposition oder Saccotomie indiziert. Falls dies nicht erfolgreich ist, kommen die Gentamicin-Therapie oder selten die transtemporale Vestibularisneurektomie in Frage. Im weiteren Verlauf kommt es zu einem permanenten, progredienten Hörverlust bis zur Ertaubung mit Verminderung der Schwindelanfälle.

Recruitment positiv, OAE fehlen

vergrößertes SP/AP-Verhältnis

Perilymphfistel

Ätiologisch kann die Perilymphfistel (PLF) angeboren sein im Rahmen von Mißbildungen oder traumatisch erworben sein. Selten sind spontane PLF, die ätiologisch nicht hinreichend zugeordnet werden können. Pathophysiologisch führt der Verlust an Perilymphe zu einer Störung der Hydromechanik der Cochlea oder einer direkten Schädigung der Haarzellen.

typische anamnestische Angaben

Typische anamnestische Angaben wie schweres Heben, Niesattacken, Schädeltrauma, plötzliche atmosphärische Druckänderungen (Fliegen, Tauchen) können auch fehlen. Drucksteigerungen des Mittelohres können implosiv, solche des Innenohres explosiv zu einer Ruptur der Rundfenstermembran oder einer PLF im Bereich des ovalen Fensters führen. Prädispositionen liegen in Form eines weiten inneren Gehörgangs, eines erweiterten Aquaeductus cochleae oder bei ausgeprägteren Innenohrmißbildungen vor, die u. U. die spontanen PLF erklären könnten. Eine Sondergruppe betrifft die postoperativ auftretenden PLF, z. B. nach Stapesplastik. Sie sind besonders bei Patienten mit den oben beschriebenen anatomischen Besonderheiten zu finden, da hier ein verstärkter Liquorzustrom zum Perilymphraum zu erwarten ist (Gusher).

audiometrische Befunde sind nicht pathognomonisch

Audiologisch liegt ein plötzlich einsetzender Hörverlust vor, der im weiteren Verlauf fluktuierend oder progredient sein kann und mit begleitendem peripherem Schwindel einhergeht. Tinnitus ist gelegentlich vorhanden. Die audiometrischen Befunde sind nicht pathognomonisch, erlauben in der Regel jedoch eine Abgrenzung zum M. Menière. Es findet sich eine cochleäre Tieftonschwerhörigkeit (Abb. 1), die OAE fehlen in diesem Frequenzbereich, das Recruitment ist positiv bei normaler zentraler Leitzeit. Ein Hydrops kann in der Regel weder in der ECochG noch im Glyceroltest nachgewiesen werden. In wenigen Fällen findet sich wohl als Folge des verminderten perilymphatischen Drucks ein vergrößertes SP. Hier kann die TMD-Messung entscheidende differentialdiagnostische Hinweise geben. Dies trifft auch für die Lagefistelprüfung und das Valsalva-Manöver mit tonaudiometrischer Kontrolle zu.

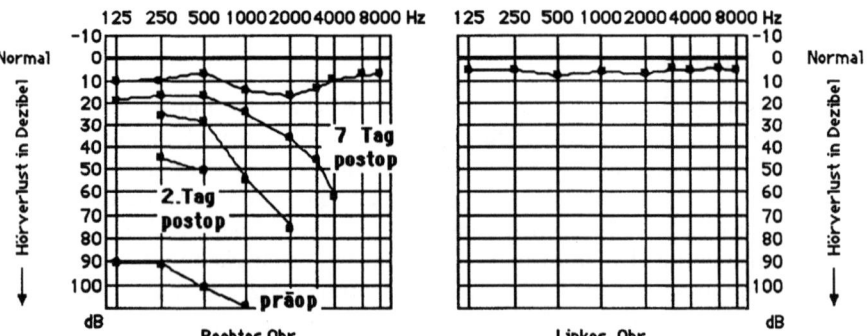

Abb. 1. Hörschwellenverlauf bei Perilymphfistel präoperativ und nach operativer Deckung mit deutlichem Anstieg der Hörschwelle

Die Therapie ist chirurgisch und besteht in der Abdeckung der Fistel im Bereich des runden oder ovalen Fensters. Damit lassen sich in einem hohen Prozentsatz die Symptome beseitigen (Tab. 1).

Tabelle 1. Prä- und postoperative Hörbefunde bei PLF (n = 72)

Fistel-nachweis	Postoperatives Hörvermögen		
	besser	gleich	schlechter
positiv (n = 26)	57%	28%	15%
negativ (n = 46)	31%	47%	22%

Barotrauma und Dekompressionskrankheit

Neben einer PLF können plötzliche atmosphärische Druckänderungen zu einer direkten Schädigung der Cochlea oder des zentralen auditorischen und vestibulären Systems führen.

Beim Barotrauma kommt es durch plötzliche Druckänderungen im Mittelohrbereich infolge eines mangelhaften Druckausgleiches über die Tube zu einer starken Dehnung der Rundfenstermembran sowie einer starken Auslenkung des Stapes. Dies kann neben einer PLF zu einer direkten mechanischen Schädigung des Innenohres und Labyrinths führen. Typischerweise kommt es zu einer cochleären Hochton-Innenohrschwerhörigkeit und vestibulärem Schwindel (Abb. 2). Das Recruitment ist positiv, die OAE fehlen, die zentrale Leitzeit der Hirnstammpotentiale ist normal. Ein Hydrops liegt nicht vor. Die Therapie ist konservativ. Kommt es zu einem fluktuierenden oder progredienten Hörverlust, muß an eine PLF oder Stapesluxation gedacht werden und eine operative Revision durchgeführt werden.

Bei der Dekompressionskrankheit (auch Caisson-Krankheit genannt) kommt es auf Grund zu schneller Druckminderung durch Unterschreiten der erforderlichen Dekompressionszeiten zur Freisetzung des physikalisch gelösten Stickstoffs im Blut und Gewebe. Die Folgen sind eine Gasembolie im Innenohr und im zentralen auditorischen System. Dadurch kommt es zu einer oft kombinierten cochleären und retrocochleären Schwerhörigkeit mit unregelmäßigem Tonschwellenverlauf (Abb. 3). Die OAE fehlen, das Recruitment ist positiv, die BAEP zeigen Potentialverluste und eine Verlängerung der zentralen Leitzeit. Die Patienten leiden unter akutem Schwindel, der sowohl peripher als auch zentral vestibulär sein kann. Im Akutstadium ist die schnelle hyperbare Sauerstofftherapie in einer Druckkammer Therapie der Wahl und oftmals hilfreich. Chronische Fälle lassen sich nur symptomatisch therapieren.

typischerweise Hochton-Innenohrschwerhörigkeit

Bei der Dekompressionskrankheit kommt es zur Freisetzung des physikalisch gelösten Stickstoffs im Blut und Gewebe mit unregelmäßigem Tonschwellenverlauf

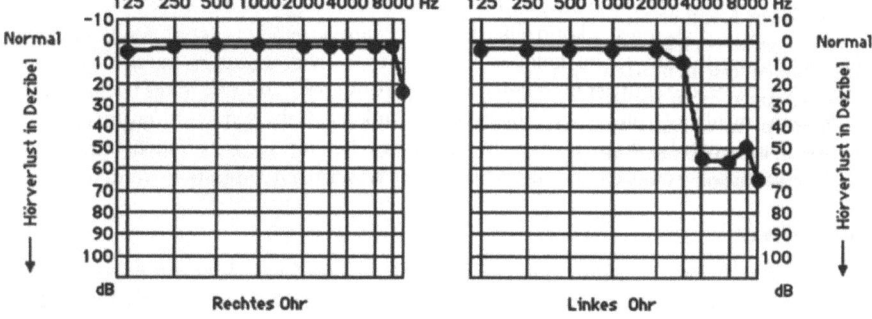

Abb. 2. Barotrauma mit Hochtoninnenohrschwerhörigkeit

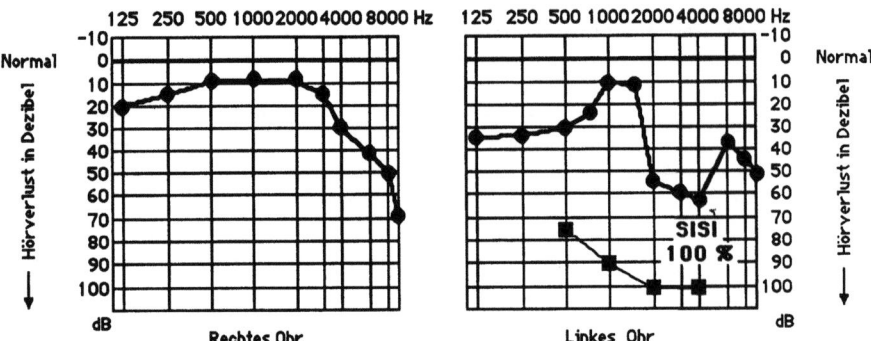

Abb. 3. Dekompressionskrankheit mit kombiniertem cochleär-retrocochleären Hörverlust. Unregelmäßiger Verlauf des Tonschwellenaudiogramms

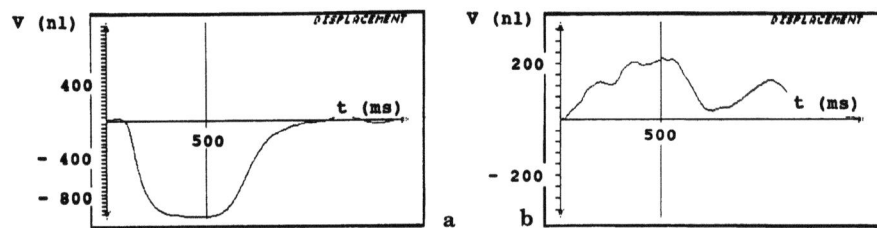

Abb. 4. (a) Präoperative TMD-Messung des Patienten mit meniériformer Symptomatik (Pat. Nr. 1): Erkennbar ist eine deutlich einwärts gehende Trommelfellbewegung bei akustischer Stimulation (500 ms, 1 kHz, 110 dB SPL) als Folge eines intracochleären Hypertonus. (b) Postoperative TMD-Messung bei demselben Patienten drei Monate nach Saccotomie: Erkennbar ist das nahezu inverse Reflexmuster als Zeichen der Drucknormalisierung

TMD

Beurteilung relativer intracochleärer Druckverhältnisse

Tympanic Membrane Displacement-Technik

Da Trommelfell und Gehörknöchelchen mechanisch an das Innenohr angekoppelt sind, lassen sich mit einer geeigneten Meßmethodik grundsätzlich mechanisch-cochleäre Phänomene am Trommelfell ableiten („ablesen"). Zur Beurteilung relativer intracochleärer Druckverhältnisse wurde von Marchbanks 1984 eine Analysemethode (tympanic membrane displacement analysis) vorgestellt. Mit Hilfe der Meßanordnung wird im äußeren Gehörgang nach akustischer Stimulation oberhalb der Stapedius-Reflexschwelle eine cochleäre Antwort in Form quantifizierbarer Trommelfellbewegungen (Größe, Richtung) aufgezeichnet, woraus sich u. a. Rückschlüsse auf den intracochleären Druck ziehen lassen (Ernst et al., 1992). Die Meßeinrichtung MMS-10 (14) besteht aus einem PC-gesteuerten Softwarepaket, an das über ein Interface ein spezieller Ohrhalter angekoppelt ist. Der Ohrhalter enthält einen Kopfhörer sowie eine den Gehörgang luftdicht abschließende Sonde. Diese ist mit einer servoelektronisch kontrollierten Membran verbunden, deren Aufgabe es ist, Luftvolumenverschiebungen im äußeren Gehörgang – hervorgerufen durch Trommelfellbewegungen – zu registrieren und gegenzukompensieren, damit sie aufgezeichnet werden können (in nl-Luftvolumenverschiebung im äußeren Gehörgang). Stimuliert wurde ipsilateral, ca. 10 dB oberhalb der Stapediusreflexschwelle, mit einem Tonburst von 500 ms. Das Verfahren soll exemplarisch anhand von zwei Kasuistiken vorgestellt werden:

Registrieren von Luftvolumenverschiebungen im äußeren Gehörgang – hervorgerufen durch Trommelfellbewegungen

Patient Nr. 1

Der 22jährige Patient bemerkte eine seit Kindheit progrediente Schwerhörigkeit rechts. 1991 kam es erstmals zum Auftreten von rezidivierendem Tinnitus mit Drehschwindelattacken (meniériforme Symptomatik). Bei der Erstkonsultation in der HNO-Universitätsklinik Tübingen erkannte man im Reintonaudiogramm einen Steilabfall ab 750 Hz rechts mit einem maximalen Hörverlust von 80 dB ab 2 kHz. Links bestand Normalhörigkeit. Ein Stapediusreflex bei 1 kHz war rechts mit 110 dB SPL, links bei 85 dB STL ipsilateral auslösbar. Die hirnstammaudiometrische Untersuchung (BERA) erbrachte keine pathologische Latenzdifferenz für die Welle J 5 im Seitenvergleich. Der Kurvenverlauf war regelrecht. Eine kalorische sowie Drehstuhlprüfung mußte aufgrund heftigsten Erbrechens abgebrochen werden. Im Schädel-CT sowie NMR fanden sich „... eine Erweiterung der inneren Liquorräume wie bei Normaldruck-Hydrocephalus I – IV mit erhöhtem Pendelfluß; Dandy-Walker-Variante bei Aplasie des Unterwurms mit Hydrocephalus internus". Nach erfolgter Sakkusexposition (25) am 5. 7. 1993 ist der Patient bislang frei von Drehschwindel- bzw. Tinnitusattacken. Der Auditus ist jedoch unverändert.

Patient Nr. 2

Der 34jährige Patient war mit dem Fallschirm aus 2000 Meter Höhe abgesprungen und bemerkte bereits – nach eigenen Angaben – während des Sprunges ein Rauschen auf dem rechten Ohr. Nach geglückter Landung stellte er fest, daß er auf dem rechten Ohr schlechter höre, einen Tinnitus sowie leichte Drehschwindelattacken verspüre. Bei der Erstkonsultation am gleichen Tage wurde bei otoskopisch unauffälligem Befund eine Schallempfindungsschwerhörigkeit von 40 – 50 dB rechts bei normalem Hörvermögen links festgestellt. Der Tinnitus ließ sich schwellennah supprimieren und konnte mit weißem Rauschen bei 4 kHz mit 70 dB näher charakterisiert werden. Der Stapediusreflex war rechts bei 1 kHz ipsilateral mit 105 dB SPL und links mit 80 dB SPL auslösbar. Nach Tympanotomie am selben Tage konnte der Verdacht auf eine Rundfensterruptur bestätigt werden. Das runde Fenster wurde mit einem Stück Temporalisfaszie abgedeckt. Das Hörvermögen erholte sich p. o. in geringem Umfang. Nach 14 Tagen bzw. 3 Monaten bestand rechts noch pantonal eine Schallempfindungsschwerhörigkeit von 30 dB, der Tinnitus war jedoch verschwunden. Beim *Patienten Nr. 1 (menièreiforme Symptomatik bei ansonsten klinisch stummem Hydrocephalus internus)* veränderte sich das Audiogramm zwar nicht nach durchgeführter Saccusexposition, die TMD-Messungen weisen jedoch auf ein deutliches Nachlassen des intracochleären Druckes hin. Der Stimulationsschallpegel mußte aufgrund des schlechten Hörvermögens rechts an der Stapediusreflexschwelle liegen, jedoch erkennt man präoperativ eine mittlere Trommelfellauslenkung von (Vm) – 484 nl, die sich vier Wochen postoperativ auf – 23 nl und 3 Monate postoperativ auf + 111 nl (Abb. 4) als Zeichen eines erniedrigten intracochleären Druckes verändert hatte (Marchbanks, Reid, 1990).
Der *Patient Nr. 2 (Perilymphfistel rechts nach Fallschirmsprung)* wies bei Vorstellung in der Klinik auf dem rechten Ohr bei der TMD-Untersuchung einen Unterdruck rechts (Vm = – 112 nl) auf, der besonders im interauralen Vergleich evident war (Vm = – 189 nl auf dem linken Ohr). 8 Wochen nach der Tympanotomie zur Deckung der Perilymphfistel veränderte sich rechts Vm zu – 28 nl. Dieser Wert entspricht einer Drucknormalisierung rechts, muß jedoch kritisch unter Berücksichtigung der stattgefundenen Mittelohroperation gesehen werden. Es muß deshalb fraglich bleiben, inwieweit er die wirklichen Verhältnisse widerspiegelt.
Die vorgestellten Kasuistiken weisen darauf hin, daß in Einzelfällen bei Patienten mit einer Schallempfindungsschwerhörigkeit und/oder Schwindel die TMD-Meßmethode wertvolle differentialdiagnostische Hinweise auf eine mögliche intracochleäre Hyper- oder Hypotonie liefern kann (Ernst et al., 1992).
Für die Akutdiagnostik der Perilymphfistel bietet sich die TMD-Meßmethode auch an. Kritisch muß dazu jedoch vermerkt werden, daß die akustische Belastung durch den Tonburst zur Messung gegen die Folgen eines daraus möglicherweise resultierenden akustischen Traumas des betreffenden Ohres abgewogen werden muß. Ethisch scheint eine TMD-Messung allerdings zur Verifizierung einer Operationsindikation sinnvoll.

Literatur

Ernst A, Lenarz T, Zenner HP (1992) The non-invasive assessment of the intracochlear pressure by means of the tympanic membrane displacement technique. Eur Arch Otorhinolaryngol Suppl II: 85–86

Hoth S, Lenarz T (1993) Otoakustische Emissionen. Thieme, Stuttgart

Hoth S, Lenarz T (1994) Elektrische Reaktionsaudiometrie. Springer, Berlin Heidelberg New York

Lenarz T (1992) ERA und OAE: Objektive Audiometrie. In: Hüttenbrink KB (Hrsg) Manual der Methoden: HNO. Biermann-Verlag, Wuppertal

Lenarz T (1993) Retrocochleäre Hörstörungen. Therapeutische Umschau (Heft zum Thema „Hörstörungen") **50**: 633–640

Lenarz T (1993) AEP in der objektiven Audiometrie: Electric Response Audiometry. In: Jörg J, Hielscher H (Hrsg) Evozierte Potentiale in Klinik und Praxis, 3. Aufl. Springer, Berlin Heidelberg New York, S. 127–143

Marchbanks RJ, Reid A (1990) Cochlear and cerebrospinal fluid pressure: Their interrelationship and control mechanisms. Br J Audiol **24**: 179–187

Preyer S, Lenarz T, Sesterhenn G (1992) Audiologische Befunde bei postmeningitischer Hörstörung. Audiol Akust **31**: 208–214

Zech J, Lenarz T (1991) Hörstörungen als Folge von Tauchunfällen. Audiol Akust **4**: 120–128

Diagnostik des Schwindels aus internistischer Sicht

E. Most, Paderborn

häufig Begleitsymptom

hypoxisch-metabolische Störung der Hirnzellen

sorgfältige Anamneseerhebung und körperliche Untersuchung

Nicht selten wird der Internist mit dem Symptom Schwindel als erstbehandelnder Arzt konfrontiert. Die diagnostisch korrekte Zuordnung kann bei dem weiten Spektrum in Betracht kommender innerer Erkrankungen schwierig sein, da Schwindel seltener als Leit-, sondern häufiger als Begleitsymptom in Erscheinung tritt.

Schwindel aus internistischer Sicht ist zu erwarten, wenn funktionell-hämodynamische und biochemisch gesteuerte Regelkreise eine Minderperfusion bzw. einen Substratmangel des Gehirns nicht verhindern können, wobei die individuelle Toleranz auch bezogen auf das Alter des Patienten sehr unterschiedlich sein kann. Im Endeffekt resultiert eine hypoxisch-metabolische Störung der Hirnzellen und damit der neuronalen Entladungsmuster in den verschiedenen, kortikalen Projektionsgebieten.

Die relative Unspezifität des Schwindels bei inneren Erkrankungen wird durch das Attribut „asystematisch" verdeutlicht. Benommenheit, Schwarzwerden vor den Augen, Flimmersehen, Leere im Kopf, Übelkeit, Schwäche in den Beinen, Herzstolpern, Kollapsneigung ohne Bewußtseinsverlust werden als subjektive Empfindungen bei nicht vestibulärem Schwindel angegeben. Zu den wichtigsten Aufgaben des Arztes gehört es demnach, krankheitsspezifische Charakteristika aus den subjektiven Angaben herauszufiltern, um gezielte, diagnostische Maßnahmen in die Wege leiten zu können.

Unbestrittene Priorität haben in der Schwindeldiagnostik nach wie vor die sorgfältige Anamneseerhebung und körperliche Untersuchung. Cyanose bei Herz-, Lungen- und hämatologischen Erkrankungen, braune Hautverfärbung bei Morbus Addison, Faßthorax, Petechien bei hämorrhagischen Diathesen, Ödeme bei kardialen, nephrologischen und Eiweißmangelerkrankungen, Herzauskultationsphänomene bei angeborenen und erworbenen Herzfehlern sowie Blutdruckmessung an Armen und Beinen (Aortenisthmusstenose) sollen nur beispielhaft genannt werden.

Als wichtige, technische Untersuchungsmethoden haben sich die in Tab. 1 angeführten Verfahren etabliert.

Neben der Standardelektrokardiographie (einschließlich definierter Belastung) ist die ambulante Holter-Langzeit-EKG-Registrierung bei der Aufdeckung zirkadianer Herzrhythmusstörungen unverzichtbar (Abb. 1).

Aufwendige, invasiv-elektrophysiologische Analysen sind nur selten bei speziellen Fragestellungen erforderlich.

Die ebenfalls ambulante 24stündige Blutdruckregistrierung hat ihre Indikation sowohl bei hypotonen wie bei hypertonen Kreislaufregulationsstörungen.

Die Nativ-Röntgenologie verlor zugunsten der Echokardiographie an Boden, hat aber ihre Bedeutung bei Lungenerkrankungen, morphologischen Veränderungen

Tabelle 1. Internistische Untersuchungsverfahren beim Syndrom Schwindel

Anamnese und körperliche Untersuchung
Standardelektrokardiographie (einschließlich definierte Ergometerbelastung)
Langzeitelektrokardiographie (Holter)
Langzeitblutdruckmessung
Nativröntgenologie
Echokardiographie (Farbdoppler, TEE)
Doppler/Duplexsonographie der hirnversorgenden Arterien
Basislabor
Spezielle Labortests (Endokrinologie, Medikamentenspiegel u. a.)

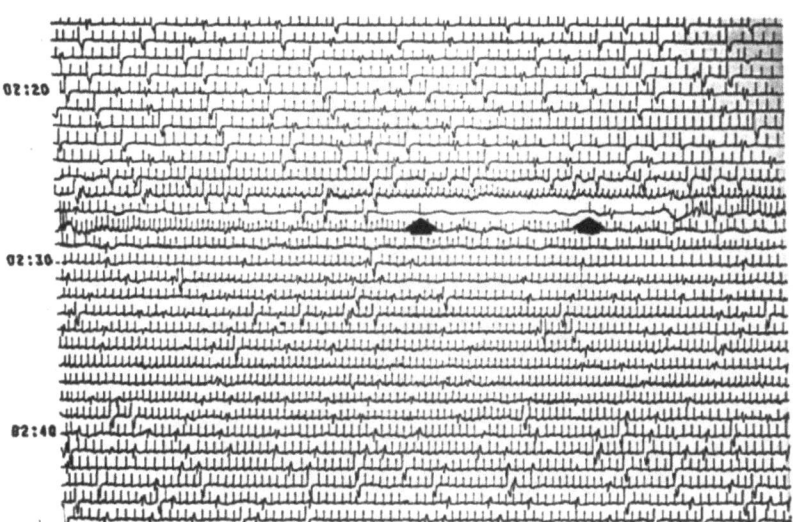

Abb. 1. Sinusknotenstillstand über 12,1 s bei Zustand nach Myokarditis (s. Pfeile). Zusätzlich ventrikuläre Extrasystolen

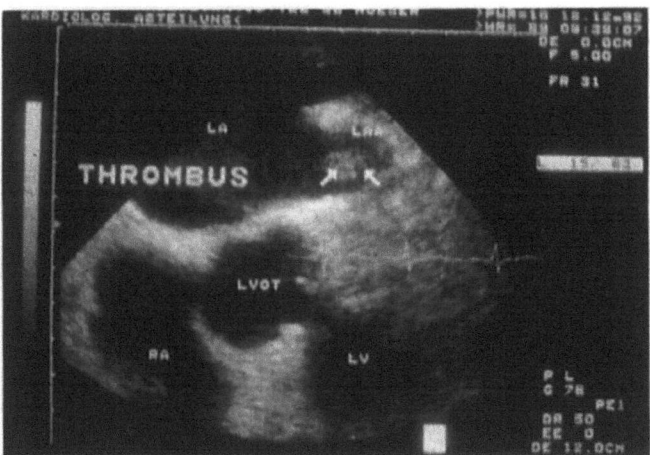

Abb. 2a. Transösophagealer, echokardiographischer Nachweis eines Thrombus im linken Vorhof (s. Pfeile LA)

der Thorakalaorta und beim Nachweis von Verkalkungen des Perikards, der Koronararterien und der Herzklappen behalten.

Mit Hilfe der Echokardiographie lassen sich Bewegungsabläufe der Herzkammern und Herzklappen sichtbar machen, wobei die Doppler- einschließlich Farbdopplertechnik für die Aufdeckung morphologischer und funktioneller Störungen heute unerläßlich ist.

Raumfordernde Prozesse, insbesondere Thromben und Tumore in den einzelnen Herzhöhlen sowie Aneurysmata können mit der transösophagealen Echokardiographie erfaßt werden (Abb. 2a, b).

Unverzichtbar ist die Doppler- bzw. Duplexsonographie in der zentralen Gefäßdiagnostik.

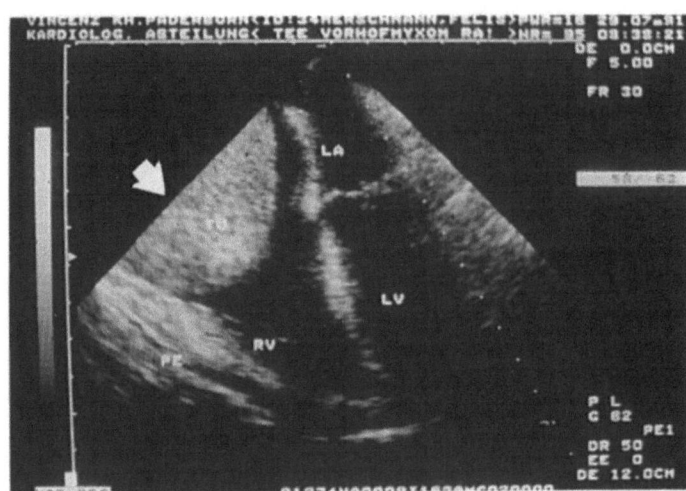

Abb. 2 b. Transösophageale, echokardiographische Darstellung eines Myxoms im rechten Vorhof (Pfeil)

Tabelle 2. Differentialdiagnosen beim Syndrom Schwindel

Hypotone Regulationsstörungen
Arterieller Hypertonus (Aortenisthmusstenose!)
Herzrhythmusstörungen (Herzschrittmacherfunktionsstörungen, proarrhythmische Effekte
　von Antiarrhythmika!)
Störungen der Herzfunktion infolge
　− angeborener und erworbener Herzfehler
　− Herzmuskelinsuffizienz unterschiedlicher Genese
　− Kardiomyopathien (HOCM!)
　− Koronare Herzerkrankung
Hyperglykämie
Anämische und polyzythämische Krankheitsbilder
Spezielle Endokrinopathien
Aortenbogenerkrankungen
Schwindelinduzierende Medikamente

Die orientierende Labordiagnostik beinhaltet BSG, Blutbild mit Differenzierung, Elektrolyte, Nieren- und Leberwerte sowie Blutzuckertagesprofil, evtl. ergänzt durch eine Glukosebelastung. Endokrinologische Tests und Spiegelbestimmungen von Medikamenten und Giften sind in speziellen Fällen angezeigt.

Internistische Erkrankungen, die mit Schwindelneigung verbunden sein können, sind verkürzt orientierend in Tab. 2 zusammengestellt.

Hypotonien orthostatische Regulationsstörungen

Primäre (essentielle) Hypotonien kommen relativ selten vor, meistens handelt es sich um orthostatische Regulationsstörungen, die aufgrund einer inadäquaten Anpassung des Herzzeitvolumens zu Schwindel führen.

Sekundäre (symptomatische) Hypotonien finden sich bei Herzfunktionsstörungen, endokrinen Fehlsteuerungen, Hepatopathien, beim Dumping-Syndrom, bei neurogenen Erkrankungen und nach Gabe kreislaufsuppressiver Medikamente.

vagovasale Reaktionen

Weiterhin sind vagovasale Reaktionen zu berücksichtigen, die durch visuelle Einflüsse, Angst und Schmerz ausgelöst werden können (Abb. 3).

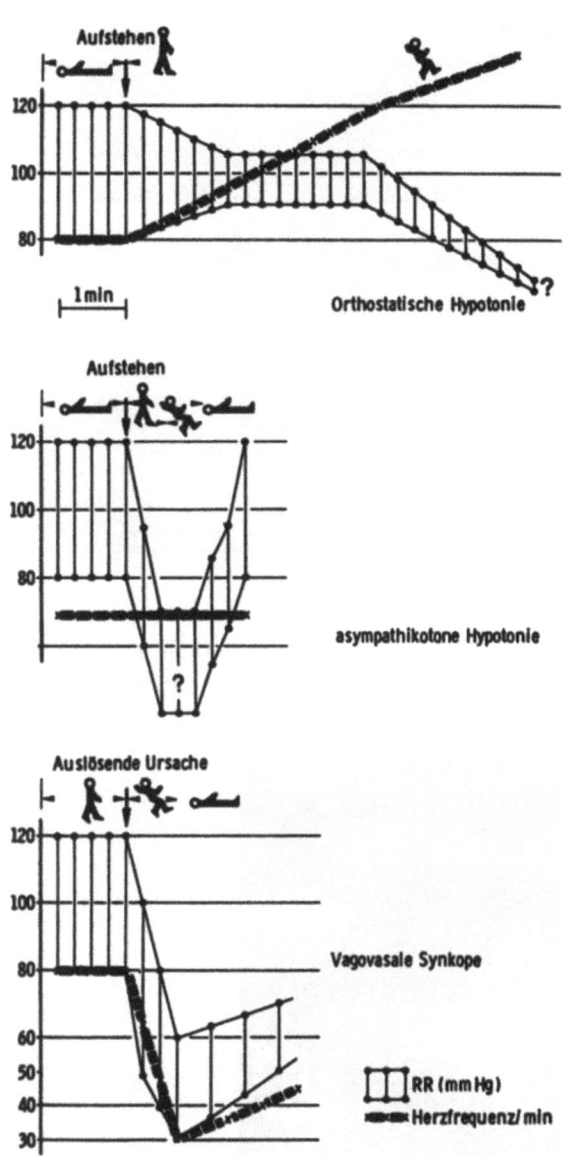

Abb. 3. Verschiedene Formen hypotoner Regulationsstörungen

Essentielle und sekundäre (organisch bedingte) arterielle Hypertonien bewirken besonders in Phasen nichtfixierter, schwankender Blutdruckwerte Schwindelneigung. Ebenso ist auch auf die präkapilläre, pulmonale Hypertonie hinzuweisen. Bradykarde und tachykarde Herzrhythmusstörungen beeinflussen nicht unerheblich die Auswurfleistung des Herzens und damit die Gehirnperfusion. Eine Differenzierung in supraventrikuläre und ventrikuläre Ektopien ist aus therapeutischen Gründen wichtig. Weiterhin sind spezielle Formen wie Sinusknoten-, Carotissinus-, Präexzitations- und sogenannte Q-T-Syndrome zu berücksichtigen. Herzschrittmacherinduzierte Störungen bis hin zum sogenannten Schrittmachersyndrom können für Schwindel verantwortlich sein (Abb. 4).
Angeborene und erworbene Herzfehler, Herzmuskelinsuffizienz z. B. im Rahmen

Hypertonien

Herzrhythmusstörungen

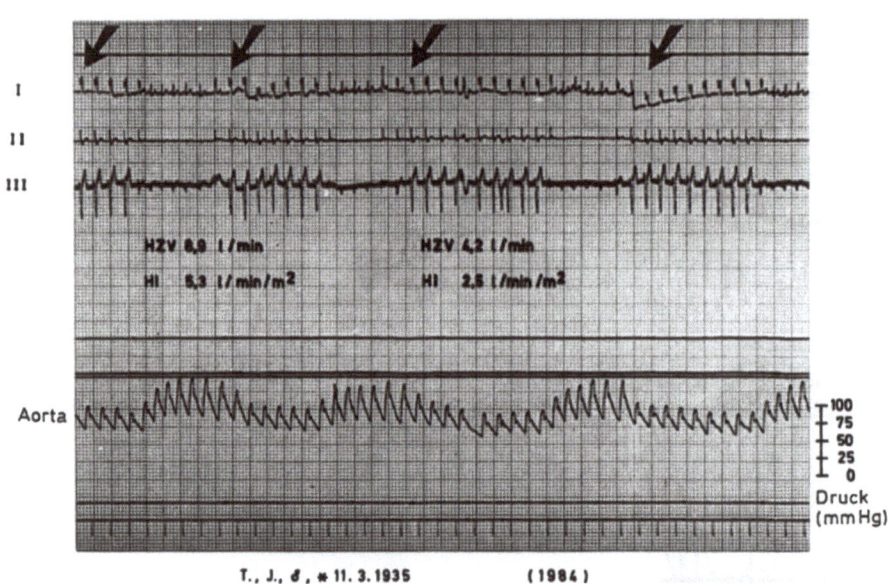

Abb. 4. Herzschrittmachersyndrom. Mit Einsetzen der ventrikulären Stimulation (Pfeile) fallen das Herzzeitvolumen und der Blutdruck in der Aorta ab

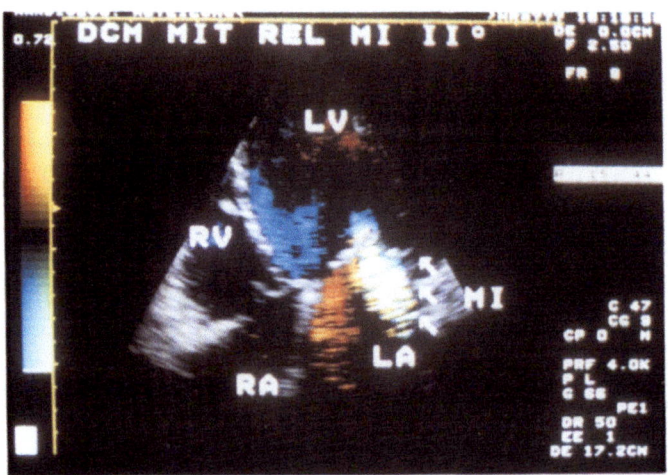

Abb. 5. Farbdopplerechokardiographische Darstellung einer Mitralklappeninsuffizienz. Blutrückstrom vom linken Ventrikel (LV) in den linken Vorhof (LA) über die defekte Klappe (Pfeile)

einer Entzündung oder hypertensiven Herzkrankheit und Kardiomyopathien vermindern besonders unter körperlicher Belastung die zentrale Hämodynamik (Abb. 5).

Schwindel als Frühzeichen findet sich besonders häufig bei der hypertroph-obstruktiven Kardiomyopathie (HOCM).

Hypoglykämien

Begleitender Schwindel findet sich bei Hypoglykämien, anämischen und polyzythämischen Krankheitsbildern, Endokrinopathien wie Schilddrüsenfunktionsstörung, Morbus Addison, Cushing-Syndrom, primärem Aldosteronismus, Phäo-

Tabelle 3. Schwindelinduzierende Medikamente (Auswahl)

Klassische Antihypertensiva (Reserpin, Methyldopa, Clonidin u. a.)
Periphere Vasodilatoren (Nitrate, Natriumnitroprussid, Dihydralazine, Diazoxid, Prazosin u. a.)
Kalziumantagonisten (Verapamil, Diltiazem, Nifedipin u. a.)
α-Rezeptorenblocker
β-Rezeptorenblocker
Converting-enzyme-Inhibitoren (ACE-Hemmer)
Diuretika
Antiarrhythmika
Tranquilizer
Barbiturate
Antidepressiva
Antikonvulsiva
Digitalis
Fibrinolytika (Streptokinase, SK-Plasminogen)
Einzelsubstanzen:
- Clomethiazol
- Insulin
- Isoniazid
- Piperazin
- Nikotinsäure
- Prostaglanduline (PGE_2)

chromozytom sowie bei diabetischer Neuropathie und Störung des Wasser- und Elektrolythaushaltes.

Aortenbogenerkrankungen und Obliterationen der supraaortalen Äste, auch durch Tumorkompression bedingt, behindern die Gehirndurchblutung und führen damit zu Schwindel.

Nicht zu vernachlässigen sind die medikamentös induzierten Schwindelattacken. Eine Auswahl in Betracht kommender Pharmaka ist in Tab. 3 zusammengestellt. Die Vielzahl der Erkrankungen, die mit dem Symptom Schwindel einhergehen können, verlangt eine konsequente differentialdiagnostische Abklärung und enge, interdisziplinäre Kooperation, um dem Patienten die den Alltag belastenden Beschwerden lindern oder beseitigen zu können.

medikamentös induzierte Schwindelattacken

enge, interdisziplinäre Kooperation

Therapieplan bei Schwindel

K.-F. Hamann, München

ätiologische Diagnose

Vestibulariskerne entscheidendes Integrationszentrum

intensive Stimulation

vestibuläre Kompensation

Prinzip der Übungsprogramme wiederholte Aktivierungen

Mit dem Begriff „Schwindel" werden Störungen der Raumorientierung bezeichnet, die mit einem Unlustgefühl einhergehen. Die Ursachen für Schwindelbeschwerden können sehr vielfältig sein. Neben Schädigungen im peripheren Gleichgewichtsapparat können auch die Zentren für das Orientierungs-Gleichgewichtssystem betroffen sein. Die Ursachen dafür können Durchblutungsstörungen, Tumoren oder auch metabolische Störungen sein. Weitere Ursachen können ophthalmologischer Art sein (z. B. die falsch angepaßte Brille) oder sogar psychogen sein (phobischer Schwindel).

Gelingt es, eine ätiologische Diagnose zu stellen, so muß grundsätzlich versucht werden, auch eine ätiologische Therapie einzusetzen. Ist dies jedoch nicht möglich, so wird man versuchen, unspezifisch auf die Regulation des Orientierungs-Gleichgewichtssystems einzuwirken. Berücksichtigt man den Bauplan des vestibulären Systems, so ergeben sich tatsächlich sinnvolle Einflußmöglichkeiten. Die Vestibulariskerne im Hirnstamm stellen das entscheidende Integrationszentrum für die Orientierungs- und Gleichgewichtsregulation dar, in das Afferenzen aus den verschiedenen Sinnesorganen wie vestibuläres, visuelles und propriozeptives System münden (Abb. 1). Dies erklärt zum einen die Vielfalt der Ursachen, die zum Symptomenkomplex Schwindel führen, eröffnet aber andererseits die Möglichkeit, über verschiedene Wege das eigentliche Regulationszentrum zu erreichen. Besonders für den vestibulären Schwindel, der ätiologisch meist nicht zu behandeln ist, ergeben sich sehr gute Therapiemöglichkeiten. So kann man durch intensive Stimulation des verbliebenen Vestibularorgans anstreben, daß zentral wieder ein weitgehender Ausgleich, die sogenannte vestibuläre Kompensation, erreicht wird. Andere Interventionsmöglichkeiten ergeben sich dadurch, daß nicht-vestibuläre Systeme als Hilfsmechanismen aktiviert werden können. Durch diese durch neurophysiologische Erkenntnisse gestützten Überlegungen lassen sich Übungsprogramme als rationale Therapie aufbauen. Die ersten Anwendungen stammen allerdings aus den vierziger Jahren, als die neurophysiologischen Zusammenhänge noch nicht soweit geklärt waren, erfahren aber durch die jüngsten Erkenntnisse ihre Bestätigung (Cawthorne, 1946, Cooksey, 1946).

Das Prinzip der Übungsprogramme besteht also darin, durch wiederholte Aktivierungen von vestibulären und auch nicht-vestibulären Mechanismen eine Gewöhnung oder Habituation auf zentraler Ebene zu erreichen. Die Hauptindikation zum Einsatz von solchen Trainingsprogrammen ist in der zentral nicht ausreichend kompensierten einseitigen vestibulären Störung zu sehen, eine relative Indikation aber auch bei zentral bedingten Störungen des Orientierungs-Gleichgewichtssystems (Hamann 1980, 1987, Hörmann et al., 1985).

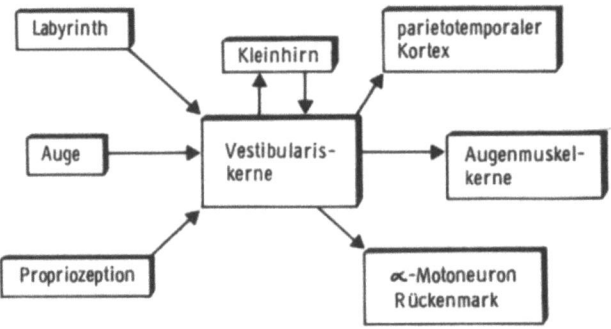

Abb. 1. Schematische Darstellung der Afferenzen und Efferenzen des Vestibulariskerngebietes einer Seite

Sinnvoll sind also Trainingsprogramme, die vestibuläre Leistungen im weitesten Sinne trainieren. Dazu zählen Empfehlungen zu Waldlauf oder Tischtennisspielen. Das im folgenden vorgestellte Trainingsprogramm hat den Vorteil, daß es möglichst gezielt auf das zentrale Koordinationssystem in den Vestibulariskernen einwirkt.

Trainingsprogramme

Mit der 1. Übung, dem Fixationstraining, werden die verbliebenen vestibulären Rezeptoren, das visuelle Fixationssystem und die Propriorezeptoren der Halswirbelsäule stimuliert (Abb. 2).

Fixationstraining

Bei der praktischen Durchführung wird der Patient auf einen Drehstuhl 10-mal mit gleicher Geschwindigkeit gedreht. Er soll während dieser Drehungen einen Fixationspunkt so lange wie möglich mit den Augen festhalten. Verschwindet der Fixationspunkt aus seinem Blickfeld, soll er ihn durch eine ruckartige Kopfdrehung erneut einfangen. Nach 10 Drehungen in der einen Richtung schließen sich 10 Drehungen in der Gegenrichtung an (Sterkers, 1977).

Mit der 2. Übung, dem optokinetischen Training, werden gezielt die Vestibulariskerne erreicht. Es ist aus der modernen Neurophysiologie bekannt, daß die zur Auslösung des optokinetischen Nystagmus benutzte Bahn über die Vestibulariskerne läuft (Pfaltz, Novak, 1977).

optokinetisches Training

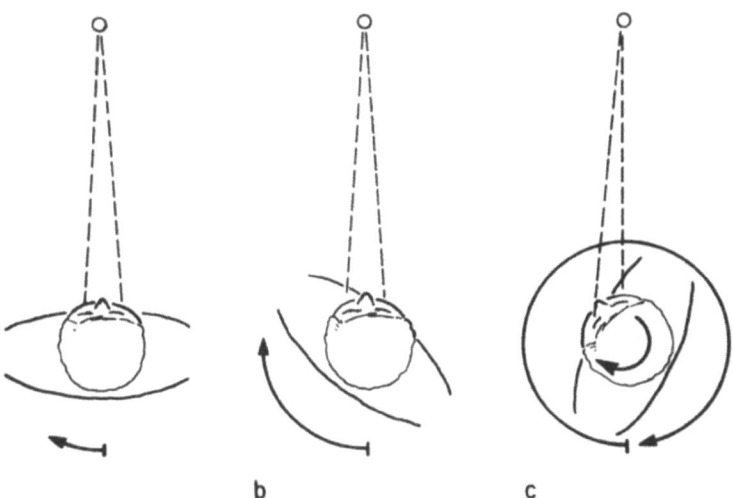

Abb. 2. Schematische Darstellung des Fixationstrainings

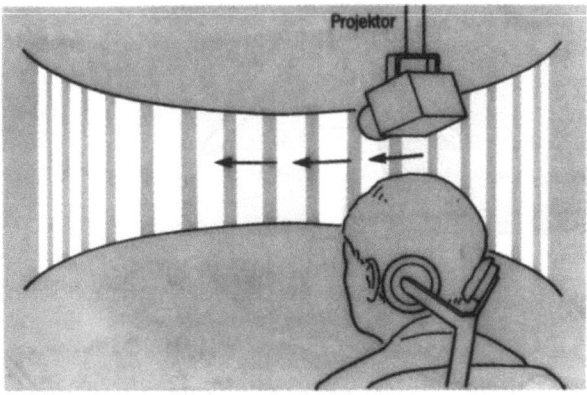

Abb. 3. Schematische Darstellung des optokinetischen Trainings

Praktisch werden dem Patienten schnell vorbeilaufende Blickziele angeboten, denen er mit dem Auge folgen soll. Während 10 Sekunden soll er einem sich drehenden Wasserball mit den Augen folgen, anschließend 10 Sekunden, wenn sich der Wasserball in der Gegenrichtung dreht (Abb. 3).

System der langsamen Augenfolgebewegungen

Die 3. Übung trainiert das System der langsamen Augenfolgebewegungen.

Dies wird praktisch erreicht durch ein leicht herzustellendes Pendel, dessen Bewegungen zunächst mit den Augen allein 10mal und dann 10mal unter Zuhilfenahme des Kopfes gefolgt werden soll (Abb. 4).

motorisches Lernen

Die 4. Übung setzt Mechanismen des motorischen Lernens ein. Unter der Annahme, daß zum motorischen Lernen bewußte Vorgänge notwendig sind, wird versucht, die bei der Standregulation aktivierten Muskeln, Sehnen und Gelenke ins Bewußtsein zu holen.

Kipp-Platte

Für die praktische Durchführung benötigt man eine Kipp-Platte, auf der der Patient in gekippter Position, also nicht mit Balancieren in der Horizontalen, stehen soll. Durch diese kleine Erschwernis der Körperhaltung soll er sich die dann aktiven Muskeln, Sehnen und Gelenke bewußt machen. Meist wird das von

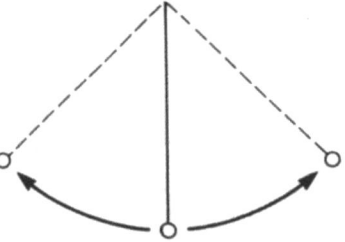

Abb. 4. Schematische Darstellung des Trainings der Augenfolgebewegungen

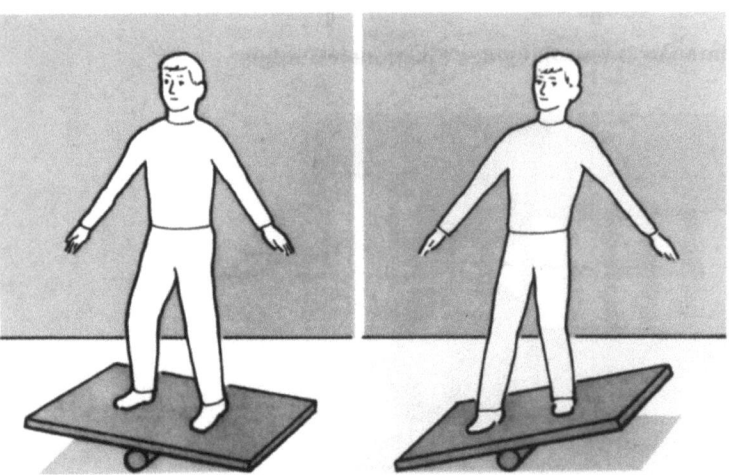

Abb. 5. Schematische Darstellung des motorischen Lernens zur Wiedererlangung des Körpergleichgewichtes mit Hilfe einer Holzplatte

den Patienten als ein Ziehen, manchmal sogar als ein Schmerz angegeben. Jede Position soll 10mal eingenommen werden (Abb. 5).

Am besten sollten diese Übungen unter Aufsicht einer Krankengymnastin erlernt werden, das Übungsprogramm ist aber so aufgebaut, daß es auch nach Anleitung vom Patienten zu Hause allein durchgeführt werden kann.

Beim gegenwärtigen Kenntnisstand der vestibulären Ausgleichsvorgänge erscheint die pharmakologische Therapie in einem neuen Licht. Die jahrzehntelang durchgeführte dämpfende Therapie mit dem Ziel, rein symptomatisch das Schwindelgefühl zu unterdrücken, kann heute nur noch in der Akuttherapie empfohlen werden. Grundsätzlich sollte dann, am besten nach 2 oder 3 Tagen, auf eine aktivierende Therapie übergegangen werden. Zur Unterstützung der physikalischen Therapie ist dann auch der Einsatz von Pharmaka sinnvoll, die kompensationsfördernd sein sollen. Ungeeignet sind dafür dämpfende Medikamente oder Medikamente mit dämpfenden Nebenwirkungen (Abb. 6).

kompensationsfördernde Pharmaka

Einen Sonderfall der physikalischen Therapie nimmt das Lagerungstraining nach

SEDIEREND	NICHT-SEDIEREND
Cinnarizin	Betahistin
Diazepam	Ginkgo Biloba (EGb 761)
Dramamin	Mutterkornalkaloide
Flunarizin	Piracetam
Meclizin	Sulpirid
Thiethylperazin	Vincamin

Abb. 6. Gegenüberstellung von gängigen sedierenden und nicht-sedierenden Pharmaka, die zur Behandlung des Schwindels eingesetzt werden

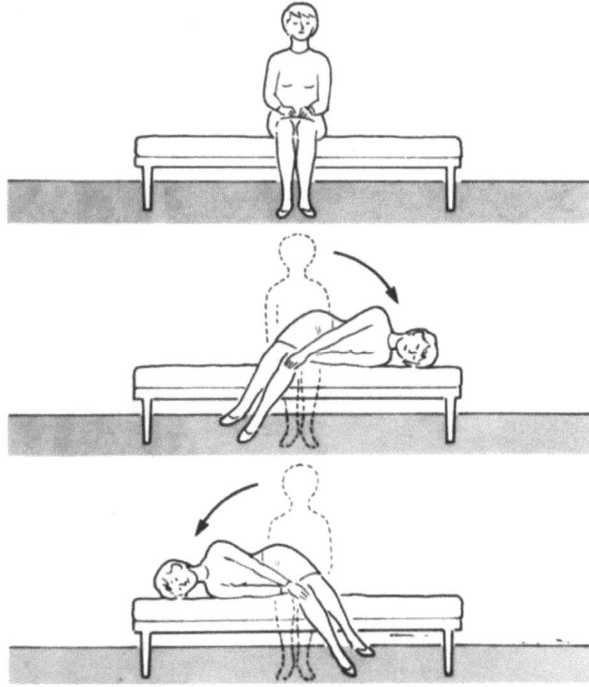

Abb. 7. Schematische Darstellung des Lagerungstrainings nach Brandt und Daroff

Brandt und Daroff ein (Brandt et al., 1983). Es ist nur indiziert bei einem benignen paroxysmalen Lagerungsschwindel. Als Ursache für diese Schwindelform nimmt man gegenwärtig an, daß Otolithenteilchen in das Bogengangsystem gelangt sind. Das Ziel des Lagerungstrainings ist es dann, diese Otolithenteilchen durch mechanische Reize wieder aus dem Bogengangsystem hinauszubefördern. Selbst wenn der endgültige Beweis für die Richtigkeit dieser Überlegungen bis heute aussteht, so sprechen die sehr guten Erfolge dieser Therapie für eine breite Anwendung (Abb. 7).

Aufgrund des besseren Verständnisses des Bauplanes des Orientierungs- und Gleichgewichtssystems und der nach Läsionen ablaufenden Vorgänge hat sich die Therapie von Schwindelbeschwerden in den letzten Jahren gewandelt. Statt vordergründig dämpfende Maßnahmen werden heute aktivierende Maßnahmen in Form einer physikalischen Therapie, unterstützt durch entsprechende Pharmaka durchgeführt.

Literatur

Brandt T, Heker M, Prager G, Wessels H (1983) Physikalische Therapie der akuten Labyrinthläsion und des benignen Lageschwindels. Z Krankengymnastik **35**: 58–68

Cawthorne T (1946) Vestibular injuries. Proc R Soc Med **39**: 270–273

Cooksey FS (1946) Rehabilitation in vestibular injuries. Proc R Soc Med **39**: 273–275

Hamann KF (1987) Training gegen Schwindel. Springer, Berlin Heidelberg New York

Hamann KF, Sterkers JM, Lannou J (1980) Zum Zeitverlauf der vestibulären Kompensation beim Menschen und im Tierversuch. Arch Ohren Nasen Kehlkopfheilkd **227**: 487–490

Hörmann M, Hamann KF, Bockmeyer M (1985) Optisches Biofeedback bei Gleichgewichtsstörungen infolge von Schäden im zerebellären und zentral-vestibulären System. Vortrag Deutsche Gesellschaft für Neurotraumatologie und klinische Neuropsychologie. Mannheim

Pfaltz CR, Novak B (1977) Optokinetic training and vestibular habituation. ORL (J Otorhinolaryngol Relat Spec) **39**: 309–320

Sterkers JM (1977) La méthode du „point de mire" pour la Rééducation anti-vertigineuse. Rev Laryngol (Paris) **98**: 535–539

Operative Therapie otogenen Schwindels – Techniken, Indikationen, Resultate

M. Westhofen, Hamburg

Einleitung

Systematische Schwindelbeschwerden sind in etwa einem Drittel der Fälle des Krankengutes der Hamburger Klinik einer otogenen Ursache zuzuordnen. Während der überwiegende Anteil der nicht entzündlichen, nicht neoplastischen Labyrintherkrankungen erfolgreich konservativ therapiert wird, sind mikrootochirurgische Behandlungsverfahren für chronisch entzündliche und tumoröse Erkrankungen mit Destruktion der Labyrinthkapsel, für Raumforderungen des inneren Gehörgangs und für ausgewählte Fälle von Labyrintherkrankungen die Therapie der Wahl. Eine Reihe von Operationsverfahren hat dabei die selektive Ausschaltung des Labyrinths in den Fällen zum Ziel, in denen eine kausale Behandlung der Erkrankung nicht möglich ist.

Im eigenen Krankengut finden sich etwa zu 15% multitope Erkrankungen des vestibulären Systems, die den Erfolg operativer Therapie schmälern oder gar vereiteln können. Ihnen ist für die Planung der operativen Therapie besondere Beachtung zu schenken.

Im folgenden wird das Spektrum aktuell eingesetzter Operationsverfahren zusammengefaßt dargelegt. Anhand der eigenen Erfahrungen und Mitteilungen aus dem Schrifttum wird ein Konzept operativer Behandlung bei otogenem Schwindel für den Otochirurgen vorgeschlagen.

Kriterien zur Erfolgsbeurteilung operativer Therapie

Durch die American Academy of Ophthalmology and Otolaryngology wurden 1972 Kriterien vorgeschlagen, anhand derer Effizienz und Erfolgsquote operativer Behandlungsverfahren beurteilt werden können. Die Empfehlungen sind vorwiegend für den Morbus Menière gedacht (Kaufman Arenberg et al., 1980). Während zur Einschätzung der prä- und postoperativen Hörleistungen die Audiometrie empfohlen wird, stützt sich die Beurteilung des Gleichgewichts im wesentlichen auf die Anamnese statt auf quantifizierbare und reproduzierbare Befunde. Während dieses Vorgehen für die Einschätzung der operativen Erfolge durchaus geeignet ist, lassen sich die Gründe für Mißerfolge damit nicht differenzieren. Fehler der präoperativen Diagnostik und Indikationsstellung sowie operationsunabhängige Krankheitsverläufe werden nämlich fälschlicherweise dem jeweiligen Operationsverfahren angelastet. Angesichts der Tatsache, daß sich im Laufe der Verlaufsbeobachtung bilaterale Manifestationen der Patienten mit Neurinomen und derer mit Morbus Menière in nennenswertem Umfang einstellen, ist die Planung und Indikation der Labyrinth- und Felsenbeinchirurgie nur nach ausführlicher bildgebender und Funktionsdiagnostik verläßlich.

Therapie entzündlicher Erkrankungen

Mittelohrerkrankungen mit Labyrinthbeteiligung

Im Rahmen akut entzündlicher Mittelohrerkrankungen mit Paukenerguß können Gleichgewichtsstörungen durch die Diffusion toxischer Bestandteile durch die Fenstermembranen entstehen. Das Vorliegen und die Richtung des Spontannystagmus im Sinne des sog. Reiznystagmus ist nicht verläßlich oder richtungsweisend. Auch die seitenvergleichende thermische Prüfung kann bei Paukenergüssen irreführen. Die seröse Labyrinthitis wird durch die Parazentese als Akutmaßnahme behandelt. Antibiotika- und Cortisontherapie werden initial intravenös verabreicht. Die von einer bakteriellen Otitis media und Mastoiditis ausgehende bakterielle Labyrinthitis wird in der gleichen Weise behandelt. Gegebenenfalls erfolgt die Mastoidektomie.

Labyrinthfisteln

Die Ostitis des Labyrinthblocks im Rahmen des Cholesteatoms führt zur Perilabyrinthitis und Perilymphfistel. Das Fistelsymptom mit Nystagmus zur kranken Seite bei Kompression und zur kontralateralen Seite bei Aspiration ist nur in ca. 40% der Fälle sicher nachweisbar. Bei langsam zunehmendem oder akut auftretendem Schwindel mit oder ohne Spontannystagmus ist die Labyrinthfistel stets auszuschließen. Die thermische Nystagmusantwort kann erhalten sein.

Die Wahl der offenen oder geschlossenen Technik zur Exposition des Cholesteatoms und der Fistel ist von der Größe und Lage des Befundes intra operationem sowie dem ipsi- und kontralateralen Hörvermögen abhängig. Bei kleiner Fistel und gut pneumatisiertem Mastoid kann bei Erhalt der hinteren Gehörgangswand die Matrix über der Fistel entfernt und die Fistel mit Faszie gedeckt werden. Bei großen Fisteln mit unilateraler hochgradiger kombinierter Schwerhörigkeit ist die offene Technik und Entfernen der Matrix mit anschließendem Abdecken indiziert (Lacher, Portmann, 1989, Sanna et al., 1993). Bei großen Fisteln und erhaltenem Hörvermögen oder Erkrankung des „letzten Ohrs" wird die Matrix belassen und eine Radikalhöhle ohne Verkleinerung angelegt. Die Entfernung der Matrix hat für die cochleäre und die vestibuläre Funktion ein deutlich höheres Risiko. Bei 12 eigenen Patienten mit Labyrinthfisteln, die innerhalb der letzten 24 Monate operiert wurden, bei denen die Matrix entfernt werden konnte, trat in keinem Fall eine postoperative Hörverschlechterung ein. In 9 der 12 Fälle, in denen die Labyrinthfunktion präoperativ erhalten war, bestand die Labyrinthfunktion unverändert fort.

Ostitis der Felsenbeinspitze

Felsenbeinspitzenprozesse fallen klinisch nicht regelhaft durch Schwindelbeschwerden auf. Schmerzen und Hirnnervenausfälle (Gradenigo) stehen im Vordergrund. Da ihre Ursache meist in entzündlichen Prozessen des Mittelohrs liegt, ist ihre Sanierung vor allem im Bereich der anterioren Felsenbeinspitze über ein transmastoidales Vorgehen indiziert. Dabei kann die Labyrinthfunktion erhalten bleiben. Bei ausgedehnten Prozessen der posterioren Felsenbeinspitze ist die Labyrinthektomie unumgänglich (Arenberg, Obert, 1991). Der damit verbundene postoperative Labyrinthausfall kann trotz Kompensationstrainings zu einschneidender, wenngleich unumgänglicher Beeinträchtigung der Patienten auf lange Sicht führen. Das transtemporale Vorgehen ist auf isolierte Felsenbeinspitzenprozesse begrenzt. Diese gehen nicht regelhaft mit Schwindelbeschwerden einher.

Therapie neoplastischer Erkrankungen

Häufigster Tumor im Bereich des Felsenbeins mit Labyrinthaffektion ist das N. VIII Neurinom (78%). Bei 59% der Patienten werden im Rahmen der Suchdiagnostik Vestibularisaffektionen gefunden. In vielen Fällen geht die Vestibularisaffektion schrittweise mit einer vestibulären Kompensation einher. Somit bleibt der vestibuläre Funktionsverlust dem Patienten verborgen.

Zur operativen Therapie sind drei Zugangswege z. T. mit Modifikationen möglich.

translabyrinthärer Zugang

Der translabyrinthäre Zugang bietet gute Exposition des N. facialis und des Tumors ohne Kleinhirnretraktion. Der laterale Anteil des inneren Gehörganges ist gut darstellbar. Angesichts der potentiellen Hörerhaltung mit anderen Zugangswegen (s. unten) ist das translabyrinthäre Vorgehen nur bei hochgradiger Schwerhörigkeit und bei Ausschluß einer Neurofibromatosis II gerechtfertigt (Hitselberger, 1993).

transtemporaler extraduraler Zugangsweg

Der transtemporale extradurale Zugangsweg ist zur Resektion selbst weit medial gelegener, bis zu 3 cm großer Tumore geeignet. Die Übersicht kann durch erweiterte Zugangswege (Wigand et al., 1983) erheblich verbessert werden. Erhalt des Hörvermögens ist möglich. Der postoperative Status des vestibulären Systems wird bei einer Reihe von Patienten dadurch kompliziert, daß intraoperativ der N. vestibularis nicht vollständig unterbrochen wird, obwohl die Tumoren in aller Regel von der pars vestibularis ausgehen. Vestibuläre Defektsymptome sollen in diesen Fällen deutlicher ausgeprägt sein als bei vollständiger Neurektomie (Brackmann, Green, 1993).

suboccipitaler und retrosigmoidaler Zugangsweg

Optimale Übersicht des Kleinhirnbrückenwinkels und inneren Gehörgangs bieten der suboccipitale und retrosigmoidale Zugangsweg selbst bei sehr großen Tumordurchmessern. Erhalt des Hörvermögens ist auf diesem Wege bei bis zu 34% der Fälle möglich (Samii, 1993). Über vestibuläre Defektsyndrome, vergleichbar denen bei transtemporalem Vorgehen, wird nicht berichtet.

Auf die operative Therapie des Glomus tympanicum- und Glomus jugulare-Tumors kann an dieser Stelle nicht näher eingegangen werden. Tumoren, die Schwindelbeschwerden verursachen, sind meist durch eine Arosion des Labyrinthblocks gekennzeichnet. Sie betreffen die Stadien C und D nach Fisch.

Operative Therapie traumatischer Vestibularisaffektionen

Felsenbeinfrakturen

Felsenbeinfrakturen führen zu vestibulärer Symptomatik

Felsenbeinfrakturen führen in ca. 13% der Fälle zu vestibulärer Symptomatik von Seiten des Labyrinths. Während die posttraumatische Fazialisparese eine strenge Operationsindikation abgibt, ist akute vestibuläre Symptomatik durch operative Maßnahmen nicht zu verbessern. Falls dauerhafte Schwindelbeschwerden über mehr als 3 Monate zu schwerer Beeinträchtigung führen und eine Restfunktion des Labyrinths bei unbeeinträchtigter Funktion kontralateral erkennbar ist, zentralnervöse Ursachen aber ausgeschlossen sind, kann eine operative Labyrinthdestruktion eine Verbesserung ergeben. Bilaterale traumatische Labyrinthausfälle oder Restfunktionen sowie zusätzlich vorliegende Funktionsstörungen der HWS-Propriozeption oder der Okulomotorik stellen eine absolute Kontraindikation dar.

Perilymphfisteln

Perilymphfisteln mit Ruptur der runden Fenstermembran

Die Perilymphfisteln als Folge eines adäquaten oder bagatellen Traumas mit Ruptur der runden Fenstermembran oder im Bereich des Ringbandes führen zu vestibulärer Begleitsymptomatik, die oft nur kurzzeitig besteht. Das Vorliegen vestibulärer Symptomatik und hochgradiger sensorineuraler Schwerhörigkeit stellt bei entsprechender Vorgeschichte eine Indikation zur Tympanotomie und Abdecken der runden und ovalen Nischen dar (House et al., 1991, Stoll, 1987). Die Grenze zur Indikation bei spontanen Perilymphfisteln ist bislang noch Gegenstand der Diskussion. Perilymphfisteln nach Stapedotomie erfordern die sofortige Revisionsoperation und erneutes Abtamponieren der ovalen Nische.

Perilymphfisteln nach Stapedotomie

Operative Therapie sonstiger Erkrankungen des Vestibularapparates

Morbus Menière

Die operative Therapie des Morbus Menière ist lebhafter Streitpunkt vieler Otochirurgen. Der Grund hiefür ist zum Teil in dem bislang nicht ausreichend eng definierten Krankheitsbild des Morbus Menière begründet, das möglicherweise gemeinsames Endstadium einer Reihe unterschiedlicher pathogenetischer Abläufe darstellt. Entsprechend schwierig gestaltet sich die sichere Diagnose und die Entscheidung zu operativer Therapie des Morbus Menière. Den Befürwortern der operativen Therapie wird vorgehalten, daß die Ergebnisse der operativen Menière-Therapie von einem Placebo-Effekt statistisch nicht zu trennen seien (Bretlau et al., 1980). Dem entgegen stehen Mitteilungen über postoperativ unmittelbar eingetretene und perpetuierende Besserung der Beschwerden, der Funktionsbefunde und in ausgewählten Fällen deutliche Besserung der cochleären und vestibulären Funktionen (Arenberg et al., 1991). Das Ergebnis einer Serie von Revisionsoperationen bei Patienten, bei denen es nach initialer Beschwerdefreiheit zu erneuten Beschwerden gekommen war, ergab intraoperative Befunde, die die Revisionsoperation jeweils rechtfertigen. Die Patienten waren postoperativ erneut beschwerdefrei (Liston et al., 1991). Für die Indikation zu operativer Therapie bei M. Menière ist im Einzelfall das potentiell bilaterale Auftreten der Erkrankung zu berücksichtigen und dem Patienten mitzuteilen. Im eigenen Krankengut wurde an 72 saccotomierten Patienten in 67% der Fälle einschneidende Beschwerdebesserung erreicht. Bei 39% dieser Patienten fand sich unmittelbar postoperativ oder im Verlauf der ersten 12 Monate nach Operation ein Ausfall der Labyrinthfunktion. Bei 21% der 72 Patienten wurden anläßlich einer kürzlich durchgeführten Nachuntersuchung beidseitige Manifestationen des Morbus Menière festgestellt. Alle diese Patienten wiesen erneut aufgetretene Beschwerdebilder vom Typ des Morbus Menière auf.

operative Therapie des Morbus Menière

Saccotomie

Labyrinthfunktionserhaltende Verfahren

Funktionserhaltende operative Techniken stehen destruktiven Verfahren gegenüber. Die funktionserhaltende endolymphatische Shunt-Operation (Saccotomie) legt einen operativen Shunt zwischen Saccus endolymphaticus und Mastoid oder Subarachnoidalraum an (Brackmann, 1978, Portmann, 1927). Die Saccusdekompression ohne Eröffnung des Saccus mit Freilegen der Dura zwischen Saccus und Sinus sigmoideus soll vergleichbare Ergebnisse erbringen. Die entscheidende Landmarke für die Saccusdarstellung ist die Rima Sacci endolymphatici. Diese ist in ca. 15% der Fälle intraoperativ nur schwer zu identifizieren. Durch weit nach occipital vorliegenden posterioren Bogengang oder bei hochstehendem Sinus sigmoideus kann die Saccusdarstellung empfindlich behindert werden (Arenberg, 1981). Eine präoperative Abschätzung der Topographie mittels ultrahochauflösender Felsenbein-CT ist möglich (Leuwer et al., 1991). Bei Ausnutzung der Landmarken Tegmen tympani, Sinus sigmoideus, Kleinhirndura und Incusfortsatz ist das Darstellen der „blue line" der Bogengänge nicht erforderlich. Nach eigenen Erfahrungen ist vor allem in den Fällen, in denen der Saccus nach weit medial bis zum Aquaeductus vestibuli zu verfolgen ist, das Behandlungsergebnis erfolgreich.

65% der Patienten geben eine einschneidende Verbesserung der Schwindelbeschwerden an (Westhofen, 1988). In 39% der Patienten kommt es postoperativ im Verlauf von zwölf Monaten zum Ausfall der thermischen Erregbarkeit des

Shunt-Operation

Saccusdekompression

Ausnutzung der Landmarken

Labyrinths. Ertaubung postoperativ ist in 3% der Fälle zu beobachten. Langfristige Verschlechterungen der Innenohrfunktion dürften der nicht ausreichend beherrschten Grunderkrankung zuzuordnen sein. Bei Wiederauftreten von Beschwerden nach freiem postoperativem Intervall ist die Revisionsoperation erfolgversprechend. Extrasaccale Fibrosierung, Granulationen im Shuntbereich oder Knochenneubildung werden als Ursache für Rezidive gefunden. Alternativ ist dem Patienten unter Berücksichtigung des Hörvermögens und Bilateralität der Erkrankung die Labyrinthdestruktion anzubieten.

Die Cochleo-Saccotomie ist eine Maßnahme, mit der eine dauerhafte Verbindung zwischen Endo- und Perilymphraum geschaffen wird. Hierzu wird die Lamina spiralis ossea durch ein via rundes Fenster eingeführtes Häkchen perforiert. Durch Anlage der Perforation an eben dieser Stelle wird ein spontaner narbiger Verschluß verhindert (Schuknecht, 1982). Wenngleich von den Erstbeschreibern Hörerhalt in ca. 30% der Fälle mitgeteilt wird, darf wohl Zweifel angemeldet werden, führen doch ansonsten Manipulationen im Bereich der runden Nische und des Vestibulums häufig zu cochleären Schäden. Der Eingriff wird daher von uns nur bei nicht mehr verwertbarer Hörfunktion durchgeführt. In 4 eigenen Fällen, die eine Beobachtungszeit von mehr als 3 Jahren aufweisen, besteht Beschwerdefreiheit.

Destruktive Verfahren

Verfahren zur lokalen Gentamicinapplikation. Die lokale Gentamicinapplikation stellt keine isoliert chirurgische Therapieform dar. Das Gentamicin kann über ein Paukenröhrchen instilliert oder präziser dosiert über Katheter in die runde Nische appliziert werden. Die operative Plazierung eines Katheters in die runde Nische und gleichzeitiges Abtamponieren der ovalen Nische mit Bindegewebe und nachfolgende Gentamicinapplikation mit begleitender Labyrinthfunktionskontrolle ist zur Ausschaltung des Labyrinths bei Erhaltung der Cochleafunktion geeignet. Wegen der anatomischen Variationen im Fensterbereich ist die Diffusionsrate des Gentamicins ins Innenohr und damit die Behandlungsdauer individuell sehr unterschiedlich und bisweilen unsicher.

Vestibularisneurektomie. Die bislang zuverlässigste Methode zur Labyrinthausschaltung ist die Neurektomie des Nervus vestibularis im intrameatalen Abschnitt. Der Zugangsweg kann transtemporal extradural, retrolabyrinthär oder retrosigmoidal gewählt werden. Entscheidend für den Erfolg des Eingriffs ist die Resektion eines Nervensegments der Pars superior und der Pars inferior des N. vestibularis sowie des Ganglion Scarpae.

Mit transtemporalem Zugangsweg wird in 90–95% der Fälle postoperativ Beschwerdefreiheit erreicht. Hörerhalt ist in 90% der Fälle möglich. In 75% der Fälle bleibt das Hörvermögen identisch mit dem präoperativen Befund. Vorübergehende Fazialisparesen werden in bis zu 10% der Fälle beobachtet.

Das retrolabyrinthäre Vorgehen führt zu einer weiter medial gelegenen Neurektomie. In diesem Segment des N. VIII ist die sichere Separierung der Pars vestibularis und cochlearis in ca. 20% der Fälle nicht möglich (Kemink, 1984).

Mittels des retrosigmoidalen Zugangs gelingt eine weiter lateral gelegene Neurektomie. Dabei werden die Pars superior und der N. ampullaris posterior (N. singularis) gut erreicht. Die Pars inferior wird wegen der engen Lagebeziehung zum N. cochlearis belassen.

Derzeit ist der transtemporalen Neurektomie bei erhaltenem Hörvermögen und einseitiger Manifestation nach fehlendem Erfolg der Saccotomie der Vorrang zu geben. Alternativ kann die lokale Gentamicintherapie mit vergleichbarem Ergebnis hinsichtlich der Hörerhaltung empfohlen werden. Ihre Behandlungserfolge hinsichtlich der Anfallsfreiheit stehen allerdings der Neurektomie nach.

Sonstige operative Verfahren

Weitere operative Verfahren wie die Tack-Procedure, die intraoperative Ultraschallbehandlung, die Kryochirurgie oder das Auflegen von Salzkristallen in den Bereich der Fensternischen haben keine breite Verwendung gefunden.

Die im Rahmen der neueren Otolithenfunktionsdiagnostik erkennbaren Otolithenfunktionsstörungen als eigene Entität und im Rahmen der Menière-Erkrankung haben zu ersten Versuchen selektiver operativer Otolithendestruktion geführt. Sowohl die Maculae als auch die Nervi singulares der Maculae sind operativ erreichbar (Nomura et al., 1993). Eine Reihe offener technischer Fragen wird in diesem Zusammenhang bislang noch bearbeitet.

selektive operative Otolithendestruktion

Die von Gacek (1984) vorgeschlagene Singularisneurektomie zur operativen Therapie therapieresistenten benignen paroxysmalen Lagerungsschwindels hat bisher keine breite Anwendung erfahren. Aufgrund eigener Felsenbeinstudien kann der Zugangsweg zum Nervus ampullaris posterior nicht ohne risikoreiche Nähe zur Region des runden Fensters und zum Vestibulum gewählt werden.

Singularisneurektomie

Lockerungen im Bereich des Ringbandes können zu pathologischen Kippbewegungen der Stapesfußplatte führen, die bei Schallreizung erheblichen Schwindel und Nystagmus auslösen können. Tullio-Phänomene werden bei Arrosion der knöchernen Labyrinthkapsel, nach Trauma mit Verletzung des Ringbandes und selten spontan beobachtet. Die Probetympanotomie ist indiziert. Inspektion der Fußplatte und der Labyrinthkapsel sind notwendig. Neben Cholesteatomen können auch Granulationspolypen und Cholesteringranulome Knochendestruktion der Labyrinthkapsel verursachen. Zum operativen Vorgehen vgl. Kap. Labyrinthfisteln.

Tullio-Phänomene nach Trauma des Ringbandes

Die Kapselotosklerose führt Patienten vorwiegend wegen ihrer Schwerhörigkeit in Behandlung. Bei zusätzlich zu einer kombinierten Schwerhörigkeit vorliegenden Schwindelbeschwerden mit thermischer Untererregbarkeit des Labyrinths ist die Stapedotomie indiziert. Sie führt überwiegend zu Beschwerdebesserung oder Verschwinden der Schwindelsymptome. Die Indikation ist selbst in Fällen gegeben, in denen die Stapedotomie zur Hörverbesserung nicht geeignet ist.

Konklusion

Bei Nachweis otogener Ursachen ist konservative Therapie als Primärverfahren nur indiziert, wenn entzündliche und tumoröse Prozesse ausgeschlossen sind. Die konventionelle thermische Prüfung und Beobachtung des Spontannystagmus sind für die Therapieentscheidung notwendig, jedoch nicht hinreichend. Eine Reihe klinischer Bilder erfordert die invasive Diagnostik in Form der Probetympanotomie. Bei Versagen der primär konservativen Therapie otogenen Schwindels ist die operative Therapie zu empfehlen, wenn die Kontraindikationen diagnostisch ausgeschlossen sind und die Prognose auch des kontralateralen Ohrs berücksichtigt wird. Die erfolgreiche operative Behandlung setzt neben reicher otochirurgischer Erfahrung ein weites Spektrum vestibulärer Funktionsdiagnostik für die Verlaufskontrollen der Patienten und die Planung der Eingriffe voraus.

thermische Prüfung und Beobachtung des Spontannystagmus für Therapieentscheidung notwendig, jedoch nicht hinreichend

weites Spektrum vestibulärer Funktionsdiagnostik

Literatur

Arenberg IK (1981) Abnormalities, congenital anomalies, and unusual anatomic variations of the endolymphatic sac and vestibular aqueduct: clinical, surgical, and radiographic correlations. Group I abnormalities. Am J Otol **2**: 248–268

Arenberg IK, Obert AD, Gipson WP (1991) Intraoperative electrocochleographic monitoring of inner ear surgery for endolymphatic hydrops. A review of cases. Acta Otolaryngol Stockh **485**: 53–64

Atlas MD, Moffat DA, Hardy DG (1992) Petros apex cholesteatoma: Diagnostic and treatment dilemmas. Laryngoscope **102**: 1363–1368

Brackmann DE (1978) Endolymphatic-subarachnoidal shunt tube: A new design. Otolaryngology **86**: 930–931

Brackmann DE, Green JD (1993) Cerebelopontine angle tumors. In: Bailey BJ (ed) Head and Neck Surgery-Otolaryngology, S. 1803–1819. Lippingkott, Philadelphia

Bretlau P, Thomsen J, Tos M, Johnsen NJ: Endolymphatic sac shunt operation for Menière's disease: A placebo-controlled double-blind study. In: Menière's Disease: Pathogenesis, Diagnosis, Treatment. International Symposium 1980–81, Düsseldorf, S. 230–236

Gacek RR (1984) Cupulolithiasis and posterior ampullary nerve transsection. Ann Otol Rhinol Laryngol Suppl **112**: 25–30

Hitselberger WE (1993) Translabyrinthine approach to acoustic tumours. Am J Otol **14**: 7–8

House JW, Morris MS, Kramer SJ, Shasky GL, Coggan BB, Putter JS (1991) Perilymphatic fistula: Surgical experience in the United States. Otolaryngol Head Neck Surg **105**: 51–61

Kaufman Arenberg I, Brandenburg JH, Sauer RC, Kaemmerle AW (1980) Reporting results in Menière's disease according to the 1972 AAOO criteria: Suggestions for standardization. Otolaryng Clin North Am **13**: 681–692

Kemink JL (1984) Retrolabyrinthine vestibular nerve section: A preliminary report. Am J Otol **5**: 549–551

Lacher G, Portmann D (1989) Les fistules labyrinthiques. Rev Laryngol Otol Rhinol Bord **110**: 445–447

Leuwer R, Westhofen M, Siepmann G (1991) Zum Stellenwert der ultrahochauflösenden Computertomographie in der präoperativen Diagnostik des Morbus Menière. Arch Oto Rhino Laryng Suppl II: 98

Liston SL, Nissen RL, Paparella MM, Da Costa SS (1991) In: Paparella M (ed) Otolaryngology, Surgical Treatment of Vertigo, Endolymphatic Sac Revision, S. 1724–1725. Saunders, Philadelphia

Nomura Y, Okuno T, Mizuno M (1993) Treatment of vertigo using laser labyrinthectomy. Acta Otolaryngol Stockh **113**: 261–262

Portmann M (1927) Surgical treatment of vertigo by opening the saccus endolymphaticus. Arch Otolaryngol **6**: 309–319

Samii M (1993) Persönliche Mitteilung

Sanna M, Zinni C, Gamoletti R, Taibah AK, Russo A, Scandellari R (1993) Closed versus open technique in the management of labyrinthine fistulae. Am J Otol **9**: 470–475

Schuknecht HF (1982) Cochleosaccotomy for Menière's disease: Theory, technique, and results. Laryngoscope **92**: 853–858

Silverstein H, Norrell H, Rosenberg S (1990) The resurrection of vestibular neurectomy: A 10-year experience with 115 cases. J Neurosurg **72**: 533–539

Stoll W (1987) Das „Fenster-Fistelsymptom" bei Läsionen im Bereich des runden und ovalen Fensters. Laryngol Rhinol Otol **66**: 139–143

Westhofen M, Koch U (1988) Therapieerfolge nach Saccotomie – Postoperativer Verlauf der vestibulären Kompensation. HNO **36**: 315–317

Wigand ME, Haid T, Rettinger G (1983) Mikrochirurgische Neurolyse des VIII. Hirnnerven bei cochleovestibulären Störungen über einen erweiterten, transtemporalen Zugang. HNO **31**: 295–302

Therapie des Hörsturzes

G. Stange, Karlsruhe

Eine gezielte, ursächliche Therapie des Hörsturzes ist auch heute noch selten. Selbst wenn die Ursachen, wie z. B. beim akustischen Trauma, bekannt sind, findet eine breite therapeutische Palette Anwendung. Lediglich bei endogenen Ursachen ist eine gezieltere Therapie möglich.

Infektionskrankheiten Stoffwechselerkrankungen

Als *endogene toxische Schäden des Innenohres* stehen an erster Stelle Infektionskrankheiten und an zweiter Stelle Stoffwechselerkrankungen. Bei den Infektionskrankheiten spielen Diphtherie, Masern, Scharlach, Röteln, Dysenteria, Typhus, Brucellose, Tuberkulose, Aktinomykose, Toxoplasmose, Borreliose, Parotitis epidemica, Herpes zoster oticus und Influenza Virus A eine wesentliche Rolle. Hier kann eine gezielte Therapie einsetzen. So wird man z. B. bei der Borreliose, die immer häufiger erkannt wird, entsprechende Medikationen mit Rocephin verabfolgen. Häufig können sich die Patienten an einen Zeckenbiß nicht mehr erinnern. Oder man wird beim Herpes zoster oticus und beim Influenza Virus A rechtzeitig mit Virustatica therapieren. Unter den Stoffwechselerkrankungen sind endokrine Erkrankungen, Collagen-Krankheiten, Diabetes mellitus, Leber- und Nierenerkrankungen, rheumatische Erkrankungen, Schilddrüsenerkrankungen, Eiweißmangelerkrankungen und klimakterische Erkrankungen zu nennen. Auch

gezielte Therapie

hier kann eine gezielte Therapie eine recht schnelle Besserung des Hörvermögens bringen. So ermöglicht das Einstellen eines nicht bekannten Diabetes mellitus eine rasche Wiederherstellung des Hörvermögens nach Hörsturz. Genannt werden müssen hier auch die Hörstürze während Hämodialyse, die wohl durch eine Einblutung in das Innenohr bedingt sind.

ototoxische Pharmaka

Bei den *exogenen toxischen Schäden des Innenohres* stehen die ototoxischen Pharmaka an erster Stelle. Leider gibt es immer noch streptomyceshaltige Ohrentropfen, die immer wieder fälschlicherweise auch bei perforierten und stark entzündeten Trommelfellen verabfolgt werden. Akute Hörminderungen bis zur Ertaubung sind hier unvermeidlich. Aber auch Zytostatika und Chinin, das vom Dermatologen wieder häufiger verwendet wird, können akute Hörschäden hervorrufen.

Toxische Einflüsse schreibt man auch dem Kohlenmonoxyd, Chlor, Phosgen, Cyan, Azethylen-Gas, Blei, Quecksilber, Phosphor, Nitrobenzol und Anilin zu. Die Hörschäden durch Lärm sind beim akustischen Trauma, wie z. B. Knall, akut. Ansonsten handelt es sich beim Lärm um eine langsam progrediente, auf beiden Seiten gleiche Innenohrschwerhörigkeit, die hauptsächlich als berufsbedingte Lärmschwerhörigkeit bekannt ist.

stationäre Therapie

Während noch in den Jahren von 1960 bis 1970 außer einer stationären Therapie Infusionen mit 7% $NaHCO_3$, gelegentlich Stellatum-Blockaden, Vitamin A- und Vitamin B-Gaben und i.v.-Injektionen von beispielsweise Xantinol-Nicotinat üb-

Tabelle 1. Therapeutische Möglichkeiten bei Hörsturz

Klaustrierung
Gesprächstherapie
Rheologische Therapie
Neuraltherapie
Krankengymnastische Therapie
Isobare Oxygenation
Hyperbare Oxygenation
Massage
Autogenes Training
Akupunktur
Lasertherapie und Gingko biloba

lich waren, stellt sich heute eine wesentlich erweiterte therapeutische Palette dar, die zwar umfangreicher, erfolgversprechender, aber auch nicht gezielter als in früheren Zeiten ist (Tab. 1).

Klaustrierung

Die Abschirmung des Hörsturzpatienten von seiner Umwelt stellt mit Sicherheit einen wesentlichen Faktor dar. Ein Teil der Patienten kann sich zunächst, aus einer hohen Beanspruchungsposition seines Umfeldes herausgenommen, in der im Vergleich dazu ruhigen Umgebung eines Krankenhauses nicht zurechtfinden. Ein anderer Teil der Hörsturzpatienten ist erschöpft und verlangt geradezu nach Ruhe. Eine dritte Gruppe von Hörsturzpatienten will möglichst schnell mit einer kurzen Therapie ohne Zeitbelastung ambulant sein normales Gehör wieder zurückgewinnen. Bei strikter Verweigerung einer Klaustrierung sollte diese auch nicht durchgeführt werden. Bei dieser Gruppe von Patienten, aber nur bei dieser Gruppe, können dann die ambulanten therapeutischen Maßnahmen häufig ähnlich gut sein wie die stationär durchgeführten Therapien. Entsprechend wichtig ist die *Gesprächstherapie*. Erst durch die vertrauensvolle Zuwendung des Hörsturzpatienten zum Arzt ergibt sich die Möglichkeit einer extrovertierten Verhaltensweise des Patienten. Häufig ist dieses „sich aussprechen" der Schlüssel zu einer erfolgreichen Therapie. Bei der Erfassung von 100 Hörsturzpatienten wurden folgende Faktoren berichtet:
Akustisches Trauma, auch Barotrauma 19, Schädeltraumata 10, physischer Streß 9, psychischer Streß 15, Infektionskrankheiten 22, ototoxische Pharmaka 5, leere Anamnese 17 und HWS-Erkrankungen 3. Hierbei waren vor allem im Bereich psychischer und physischer Streßsituationen die Übergänge fließend. Bei Patienten mit leerer Anamnese hatte man stets den Eindruck, daß diese Hörsturzpatienten sich nicht „öffneten" und ebenfalls in die Gruppe der psychisch-physisch Erkrankten gehörten.
Für eine *rheologische Therapie* stehen eine Anzahl wirksamer Substanzen zur Verfügung. Die neuesten der experimentellen Untersuchungen an den feinen Gefäßen des Innenohres verdanken wir den Studien von Lamm und Mitarbeitern (1992). Gemessen wurde hier der cochleäre Blutfluß, der arterielle Mitteldruck der Arteria cochlearis und der perilymphatische Sauerstoffpartialdruck der Scala tympani. Die rheologischen Substanzen wurden alle mittels einer 60-minütigen Infusion verabfolgt, und zwar: Pentoxipylline, Naftidrofuryl, Betahistine, Gingko biloba, 10% Dextran 40 und 10% Hydroxyethyl Starch. Allen rheologischen Substanzen ist eigen, daß während der Infusion der cochleäre Blutfluß zwischen 10 und 30% je nach Substanz steigt. Der arterielle Mitteldruck verhält sich je nach rheologischer Substanz unterschiedlich, teils fällt er während der Infusion ab, um dann nach Ende der Infusion anzusteigen, teils steigt er während der Infusion deutlich an, um nach Ende der Infusion wieder abzufallen. Der perilymphatische Sauerstoffpartialdruck fällt bei allen rheologischen Substanzen deutlich ab, um sich nach Ende der Infusionen wieder zu normalisieren. Gegensätzlich hierzu verhält sich die *hyperbare Oxygenation*. Hier erhöht sich der perilymphatische Sauerstoffpartialdruck um 450%, während der cochleäre Blutfluß bis zu 20% sinkt bei gleichzeitiger Erhöhung des arteriellen Mitteldruckes. Bei der *isobaren Oxygenation* zeigen sich keine signifikanten Veränderungen bezüglich des cochleären Blutflusses, des arteriellen Mitteldruckes und des perilymphatischen Sauerstoffpartialdruckes. Wie diese tierexperimentellen Untersuchungsergebnisse auf die menschliche Cochlea umgesetzt werden können, ist noch Gebiet der wissenschaftlichen Forschung. Welche Beeinflussungen für die Regeneration der Cochlea günstig sind, ist ebenfalls noch nicht bekannt.

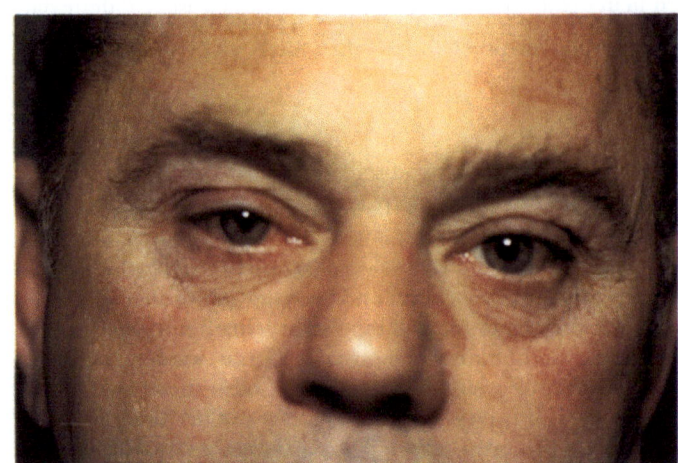

Abb. 1. Horner-Effekt nach Grenzstrangblockade

Stellatum-Blockaden
0,5% Carbostesin

Bei der *Neuraltherapie* stehen die Stellatum-Blockaden (Grenzstrangblockaden) im Vordergrund. Seitdem diese gezielt mit 0,5% Carbostesin durchgeführt werden, ist die Komplikationsrate äußerst selten geworden. So sind in den letzten 4 Jahren bei 1642 Grenzstrangblockaden nur 5 Komplikationen leichterer Art aufgetreten: 2mal handelte es sich um einen sich rasch zurückbildenden Pneumothorax, 3mal traten einige Sekunden anhaltende Krampfanfälle auf. Bei den ersteren ist wohl die Pleurakuppel getroffen worden, bei den weiteren ist wohl etwas vom Carbostesin in die Blutbahn gelangt. Die früher gefürchteten Komplikationen waren im Lokalanästhetikum begründet. Mit 1 ml 0,5%igen Carbostesin gezielt appliziert, können Komplikationen vermieden werden. Eine Wirkung wird aber nur dann erreicht werden, wenn der Horner'sche Effekt eindeutig eintritt (Abb. 1).

Horner'scher Effekt

Die Wirkungsweise der Grenzstrangblockaden kann man sich folgendermaßen vorstellen: Eine Fehlsteuerung, hervorgerufen durch exogene oder/und endogene Faktoren durch das sympathische Nervensystem, kann eine unangepaßte, lokale Durchblutung vor allem im Mikrozirkulationsbereich zur Folge haben. Hierdurch entsteht eine zu starke Vasokonstriktion (Ischämie) oder eine abnorme Vasodilatation mit erhöhter Kapillarfiltration und Störung des physiologisch-chemischen Milieus. Diese sympathische Fehlsteuerung bewirkt eine direkte *abnorme* Erregung des Sympathicus, so z. B. beim Schmerz auf nociceptive afferente Fasersysteme. Dadurch erfolgt als Fehlsteuerung eine elektrische Koppelung zwischen benachbarten Nervenfasern oder eine chemische Koppelung durch adrenerge Transmitter. Dieser Vorgang wird als sympathische Reflexdystrophie bezeichnet (Lankford, 1980). Dieser sich selbst erregende, fehlerhafte Regelkreis mit falscher Aktivität und efferenter Rückkoppelung (z. B. Schmerz, Tinnitus) kann durch Blockade am Grenzstrang durchbrochen werden. Durch diese Unterbrechung ist eine Wiederherstellung des physiologischen Regelsystems möglich. Diskutiert wird auch eine afferente Hyperstimulation, die wohl bei den Grenzstrangblockaden zweifelhaft ist. Eine Restitution einer sympathischen Fehlsteuerung durch Grenzstrangblockaden ist wohl möglich, wenn auch nur neurophysiologische Daten zu diesem Fragenkomplex der sympathischen Reflexdystrophie vorliegen. Klinische Forschungen fehlen hier zur Zeit noch völlig.

Ischämie

sympathische Reflexdystrophie

Eigene Ergebnisse mit Grenzstrangblockaden zeigen sehr günstige Resultate beim akuten Tinnitus und beim Hörsturz (Tab. 2 und 3). Nach *erfolgloser Vorbehandlung* mit Dusodril Pi-Infusionen bei 39 Patienten mit akutem Tinnitus konnte bei 8 Patienten durch Stellatumblockaden keine Beeinflussung erreicht werden, aber bei 31 Patienten eine starke Minderung des Tinnitus. Bei 10 dieser letztgenannten 31 Patienten verschwand der Tinnitus vollständig. In dem unteren Schema der Tab. 2 zeigt sich, daß der chronische Tinnitus auch durch Grenzstrangblockaden nicht mehr beeinflußbar ist. Das gleiche gilt für die langsam progrediente Innenohrschwerhörigkeit (Tab. 3 unteres Schema). Im Gegensatz dazu stehen 33 Hörsturzpatienten, bei denen nach Infusionen mit Dusodril Pi mit nur geringem therapeutischen Erfolg durch sich anschließende Grenzstrangblockaden eine deutliche Hörverbesserung eintrat (oberes Schema letzte Rubriken rechts der Tab. 3).

chronischer Tinnitus
Grenzstrangblockaden

Hörverbesserung

Tabelle 2. Einfluß von Grenzstrangblockaden auf den Tinnitus aurium nach erfolgloser rheologischer Therapie. Der *akute* Tinnitus ist durch Grenzstrangblockaden günstig beeinflußbar

Stellatum-Tinnitus

	Therapie-start	Tage	n	Therapie-Erfolg Tinnitus			Stellatum Blockaden	Therapie-Erfolg Tinnitus			kein Tinnitus
				idem	leiser	lauter		idem	leiser	lauter	
akuter Tinnitus n 39	Infusionen mit Dusodril PI	4−6	17	13	3 (20 dB)	1 (30 dB)	3−8	6	11 (24,5 dB)	0	1
		7−14	22	16	4 (12 dB)	2 (19 dB)	3−8	2	20 (23,9 dB)	0	9
chronischer Tinnitus n 18	Infusion mit Dusodril PI	4−6	8	7	1 (10 dB)	0	5−8	6	2,0 (20 dB)	0	0
		7−14	10	10	0	0	4−6	7	3 (20 dB)	0	0

Tabelle 3. Einfluß von Grenzstrangblockaden auf das Gehör beim Hörsturz und bei langsam progredienter Schwerhörigkeit nach erfolgloser rheologischer Therapie unterschiedlicher Dauer. Nur bei Patienten mit Hörsturz können dann noch Grenzstrangblockaden eine gute Hörverbesserung erreichen

Stellatum-Gehör

	Therapie-start	Tage	n	Therapie-Erfolg Hörgewinn			Stellatum Blockaden	Therapie-Erfolg Hörgewinn (Frequ.)		
				tief	mittel	hoch		tief	mittel	hoch
Hörsturz n 33	Infusion mit Dusodril PI n 31	4−6	9	0	4	2	4−7	6,7	12,2	20,6
		7−14	21	2,3	2,6	0,7	4−7	19,8	19,8	19,76
	Tebonin n 2	15−20	3	0	3,4	3,4	4−6	18,3	16,7	10,0
progrediente Innenohrschwerhörigkeit n 20	Infusion mit Dusodril PI	4−6	9	2,8	2,8	2,5	4−7	4,4	5,0	5,0
		7−14	10	3,0	2,0	2,5	4−7	4,0	4,5	9,0
		15−20	1	0	0	0	6	0	0	20,0

physikalische Therapien

autogenes Training

Hörsturz mit und ohne Vestibularisstörung

Es zeigt sich also, daß Grenzstrangblockaden mit 0,5% Carbostesin bei einer „nicht festgefahrenen sympathischen Reflexdystrophie" im akuten Zustand des Krankheitsbildes einen sehr günstigen Einfluß haben.

Krankengymnastische Therapien und Massagen bringen den Hörsturzpatienten subjektiv wesentliche Erleichterung. Die beklagten Druckgefühle um das erkrankte Ohr herum verschwinden nach derartigen physikalischen Therapien. Die aurikuläre Massage nach Bajog (1993) zeigt hier, subjektiv vom Patienten aus gesehen, günstige Resultate.

Das *autogene Training* fügt sich in die eingangs erwähnte Gesprächstherapie ein. Vor allem bei offenen und konstruktiven Tinnituspatienten zeigt das autogene Training einen überraschend guten Erfolg. Wenn auch anhand der akustischen Vertäubung der Tinnitus meist durch das autogene Training nicht leiser geworden ist, so können die Patienten jedoch mit ihrer Lebenssituation und ihrem Krankheitsbild deutlich besser fertig werden. Es setzt ein positives Denken und eine positive Verhaltensweise ein. Für Hörsturzpatienten gilt das im Gegensatz zu den Tinnituspatienten in wesentlich geringerem Umfang.

Die *Akupunktur und Elektroakupunktur* wurden von uns über mehrere Jahre von 2 versierten Kollegen regelmäßig als Therapeutikum mitgeführt. Positive Ansätze konnten wir hierbei nicht erkennen. Das gleiche gilt bei der Anwendung von Laser und Gingko-biloba. Hier verdienen vor allen Dingen die Untersuchungen von v. Wedel et al. (1993) Beachtung, die nachgewiesen haben, daß die Low-Power-Lasertherapie mit Gingko-biloba keinen Effekt erzielen kann. Plath (1994) erhielt im Gegensatz dazu teilweise positive Ergebnisse beim Tinnitus.

Die Therapie des Hörsturzpatienten mit und ohne Vestibularisstörung und/oder

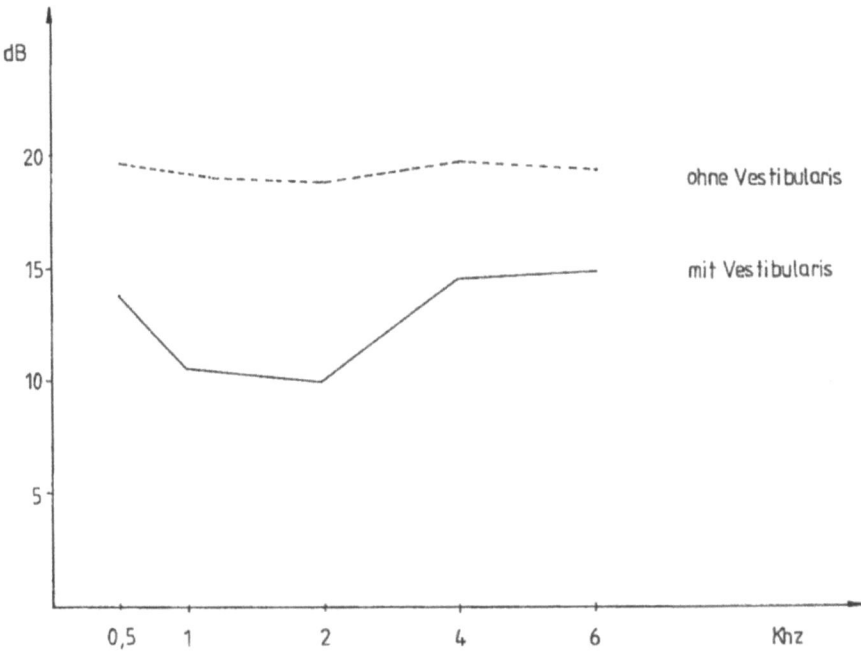

Abb. 2. Bei Patienten mit Hörsturz ohne vestibuläre Beteiligung sind die therapeutischen Resultate wesentlich günstiger als bei Patienten mit zusätzlich peripherer Labyrinthstörung. Ordinate: Hörgewinn in dB, Abszisse: Prüffrequenz. Parameter: mit ——— oder ohne ----- Labyrinthstörung

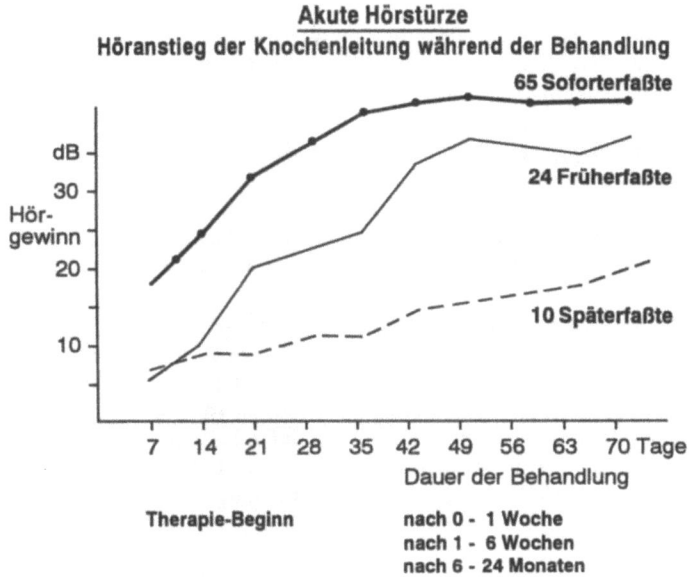

Abb. 3. Bei längerer und sofort einsetzender Therapie sind die therapeutischen Resultate beim Hörsturz besser. Ordinate: Hörgewinn in dB. Abszisse: Dauer der Therapie in Tagen. Parameter: Soforterfaßte ——— 0 – 1 Woche, Früherfaßte ——— 1 – 6 Wochen, Späterfaßte ----- 6 – 24 Wochen

Tinnitus erfordert eine breite Palette von Maßnahmen. Diese Maßnahmen müssen sorgfältig und kritisch angewandt und individuell auf den Patienten zugeschnitten sein. Eine Ursachenforschung ist notwendig. Eine sehr persönliche Betreuung ist unabdingbar. Eine einfache schematische Therapie dieses Patientengutes ist unmöglich. Bei einem solchen Vorgehen sind nur Fehlresultate zu erwarten. Patienten mit synchronen Vestibularisstörungen lassen einen geringeren therapeutischen Hörerfolg erwarten als Patienten ohne Vestibularisstörung (Abb. 2). Bei den meisten Patienten ist die sofortige Therapie und die Dauer der Therapie von eminenter Bedeutung (Abb. 3). Je früher die therapeutischen Maßnahmen einsetzen, desto günstiger ist das therapeutische Hörresultat. Längere klinische und sich anschließende ambulante Therapiefortsetzungen zeigen äußerst günstige Resultate und bringen stabilere Wiederherstellungen des Hörvermögens (Abb. 3). Weiterhin hat sich gezeigt, daß bei jüngeren Patienten die Wiederherstellung des Gehörs nach Hörsturz und die Beeinflussung eines akuten Tinnitus wesentlich günstiger ist als bei älteren Menschen. Entscheidend letztlich aber ist immer die ärztliche Zuwendung zum Patienten hin und die gezielte, individuelle Anwendung der breitgefächerten therapeutischen Palette.

je früher desto günstiger

Literatur

Bajog M (1993) Ohrmassagen bei Hörstörungen und Ohrgeräuschen. Physikalische Therapie **14**: 8

Feldmann H (1992) Tinnitus. Thieme, Stuttgart New York

Lamm K (1992) Experimentelle Untersuchungen zur Durchblutung und Sauerstoffversorgung des Innenohres. Habilitationsschrift, München

Lamm K, Lüllwitz E, Lamm Ch, Lamm H (1992) Cochlear blood flow, pO_2 in the perilymph and auditory evoked potentials during normobaric and hyperbaric oxygenation and arterial hypoxia. In: Abstracts 15th Midwinter Research Meeting, Association for Research in Otolaryngology, St. Petersburg Beach, Fl, USA, Feb. 2–6, S. 36

Lankford LL (1980) Reflex Sympathetic Dystrophy. In: Omer GE, Spinner M (eds) Management of Peripheral Nerve Problems, S. 216–244. Saunders, Philadelphia

Plath P, Olivier J (1994) Ergebnisse der Behandlung von Tinnitus mit Low Power Laser in Kombination mit Gingko-Extrakten. Vortrag auf dem Fortbildungssymposium „Tinnitus: Symptom und Krankheit — Therapie", 15. Juni 1994, Karlsruhe

Stange G (1972) Exogene Faktoren akuter Hörminderungen. Z Laryng Rhinol **51**: 494–499

Stange G, Neveling R (1980) Hörsturz. In: Berendes, Link, Zöllner (Hrsg) Hals-Nasen-Ohrenheilkunde in Praxis und Klinik, 2. Aufl., 6, Kap. 45, 45.1–45.45. Thieme, Stuttgart

v Wedel H, Walger M (1993) Ergebnisse einer Studie zur Effektivität einer kombinierten Low-Power-Laser- und Gingko-Therapie. HNO-Informationen **18**: 102–103

Wittassek-Picht U (1986) Der Einfluß von Naftidrofuryl auf subjektive und objektive Parameter der Innenohrfunktion bei Patienten mit Hörsturz, M. Menière und Neuropathia vestibularis. Inaugural-Dissertation, Karlsruhe/Freiburg

Erfahrungen mit der sogenannten Tinnitussprechstunde

M. Nieschalk, Münster

Einleitung

Tinnitus ist meis Begleitsymptom

Der plötzlich auftretende Tinnitus ist meist Begleitsymptom einer akuten Innenohrschädigung. Beispiele dafür sind das Lärmtrauma und der Hörsturz. Hier ist die Prognose gerechtfertigt, daß sich der Tinnitus mit Restitution des Hörvermögens, etwa unter Infusionstherapie, bessern wird. Eigenen Krankheitswert bekommt das Ohrgeräusch nach Übergang in ein chronisches Stadium.

Die Behandlung des chronischen Tinnitus gilt als Crux medicorum. Die Erfahrungen mit diesem Krankheitsbild und besonders mit einem Patiententypus, der zahlreiche Beschwerden ohne greifbaren organpathologischen Befund schildert, enden oft in Frustration für Arzt und Betroffenen.

Wir haben in der HNO-Klinik der Universität Münster seit Beginn des Jahres 1993 eine Spezialsprechstunde für Patienten, die an einem chronischen Ohrgeräusch leiden, eingerichtet. Die Betreuung erfolgt durch ein Ärzteteam der Klinik sowie einen Psychologen. Die wissenschaftliche Auswertung der Ergebnisse der Tinnitussprechstunde ist dem Teilprojekt A der DFG-geförderten Forschungsarbeiten über „Biomagnetismus und Biosignalanalyse" zugeordnet – unter Leitung von Herrn Prof. Dr. M. Hoke, Direktor des Institutes für Experimentelle Audiologie.

Patienten und Methode

Bisher wurde ein Kollektiv von 96 Patienten (60 Männer und 36 Frauen) untersucht. Als Ursache von Tinnitus und evtl. begleitender Innenohrschwerhörigkeit konnte trotz ausführlich erfolgter allgemein-medizinischer und auch allgemeinotologischer Diagnostik kein morphologisches Korrelat eruiert werden.

kein morphologisches Korrelat

Selbstverständlich fanden im Rahmen der ersten poliklinischen Vorstellung anamnestische Hinweise auf Beschwerden im kardiovaskulären-, vertebragenen- oder etwa Kiefergelenksbereich ebenso Berücksichtigung wie Verdachtsmomente auf eine retrocochleäre Läsion. Bei allen Patienten kamen bereits zu einem früheren Zeitpunkt die gängigen medikamentösen therapeutischen Möglichkeiten mit dem Ziel einer Besserung der cochleären Perfusion – als Infusionen oder oral appliziert – zur Anwendung, jedoch ohne eine entscheidende Besserung erzielt zu haben.

TINNITUSCHARAKTER	RELATIVE HÄUFIGKEIT (%) 132 OHREN
PFEIFEN / DAUERTON	43
RAUSCHEN	30
ZIRPEN	7
PIEPSEN	6
SUMMEN	4
KLINGELN	4
ZISCHEN	4
PULSIEREN	1
SAUSEN	1
MEHR ALS EIN TINNITUS/ WECHSELNDER CHARAKTER	14

Abb. 1. Subjektiver Tinnituscharakter (N = 96 Patienten/132 Ohren)

Spezielle audiologische Diagnostik

Das chronische Ohrgeräusch bestand durchschnittlich bereits 4,5 Jahre (SD: ± 7 Jahre). Patienten, die seit einem halben Jahr an Tinnitus leiden, suchten unsere Sprechstunde ebenso auf wie Patienten mit einer Anamnese, die über 30 Jahre zurückreicht.

Entsprechend der subjektiven Empfindung überwiegen pfeifende, tonale und als Rauschen charakterisierte Ohrgeräusche (Abb. 1). Unsere Ergebnisse entsprechen denen einer Studie von Lenarz (1989) an 124 Patienten. 14% der Patienten berichten jedoch auch über mehr als ein einziges Ohrgeräusch, bzw. beschreiben einen ständigen Wechsel des Charakters ihres Tinnitus.

Personen mit einem Hörverlust im Tonaudiogramm (Abb. 2) weisen signifikant häufiger einen Tinnitus als Personen ohne Hörverlust auf (Axelsson, Ringdahl,

Ohrgeräusch durchschnittlich 4,5 Jahre

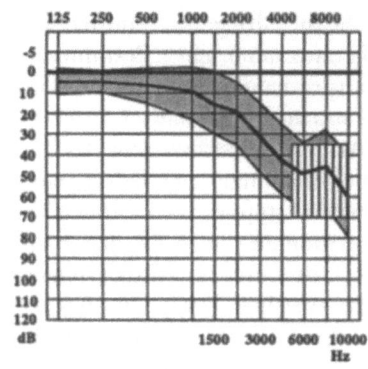

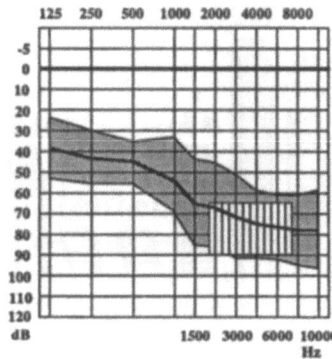

Abb. 2. Hörverlust und Tinnitus. Hörverlust mit Standardabweichung. Schraffierter Bereich: Tinnitushauptfrequenz und subjektive Lautheit für N = 132 Ohren

1989). Von 96 Patienten mit chronischem Tinnitus lassen sich 32 als normalhörig einstufen. Bei 64 Patienten besteht eine Hörstörung, wobei der Hörverlust im Hochtonbereich überwiegt. Es dominieren hochfrequente Ohrgeräusche (Hazell et al., 1985). Die Abbildung zeigt den mittleren Hörverlust der Patienten nebst Standardabweichung. Bei der psychoakustischen Bestimmung der Tinnitushauptfrequenz durch Vergleich mit Tönen des Audiometers wird der enge Bezug zum Maximum des Hörverlustes sichtbar. Aus Abb. 2 ist der Bereich zu entnehmen, in dem sich 95,5% der ermittelten Werte für die Tinnitushauptfrequenz sowie die subjektive Lautheit des Tinnitus befinden.

psychoakustische Bestimmung

Der Patient wird aufgefordert, in der Tonhöhe des Tinnitus die Lautheit des überschwellig angebotenen Schallsignales zu identifizieren, die derjenigen seines Ohrgeräusches entspricht. Es werden Intensitätsstufen von 1 dB eingesetzt. Bestimmt man die Lautheit des Tinnitus in bezug auf die individuelle Hörschwelle, so beträgt der so ermittelte *Sensation Level* nur wenige dB (Abb. 3). Die Lautheit des Tinnitus ist also bei den meisten Patienten nur geringgradig über der Wahrnehmungsschwelle angesiedelt (Meikle, Taylor-Walsh, 1984). Soll der Sensation Level bis auf 1 dB genau ermittelt werden, so bedarf dies natürlich in der Tonhöhe des Tinnitus auch einer Bestimmung der Hörschwelle in 1 dB Intensitätsstufen, ein entsprechendes Audiometer, das solche Abstufungen zuläßt, vorausgesetzt.

Sensation Level

Die Tatsache, daß Tinnitus durch Schallreize verdeckt werden kann, ermöglicht eine Art von Klassifizierung des Tinnitus, dient als Ausgangssituation für Verlaufsbeobachtungen und liefert Informationen über Lautstärke bzw. Frequenzen für eine evtl. apparativ-akustische Versorgung. Der Tinnitus wird durch die Lautheitsbestimmung auch für den Patienten faßbar, kann „ausgemessen" werden. Faktisch bedeutet die Maskierungsschwelle die Bestimmung der minimalen Intensität einzelner Töne, die den Tinnitus gerade eben verdeckt. Die Verdeckungsschwellen der verschiedenen Frequenzen ergeben, in das Tonaudiogramm eingetragen, die von Feldmann (1971) beschriebenen charakteristischen Tinnitusverdeckungskurven. Die vier wichtigsten sind:

Tinnitus durch Lautheitsbestimmung faßbar

Tinnitusverdeckungskurven

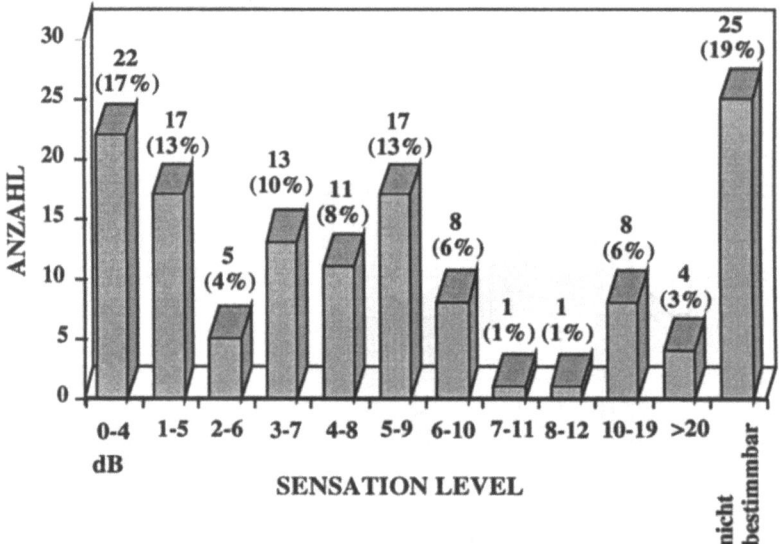

Abb. 3. Lautheit von Tinnitus, gemessen durch Vergleich mit Audiometertönen im Bereich der subjektiven Tonhöhe des Tinnitus. Angegeben der Sensation Level (SL), d.h. die Lautstärke in dB, bezogen auf die individuelle Schwelle. N = 96 Patienten (132 Ohren). In Klammern Angabe der prozentualen Häufigkeit

1. *Der Distanztyp:* Schwellenkurve und Verdeckungskurve verlaufen in etwa parallel, d. h. im gesamten Frequenzbereich werden verdeckende Lautstärken benötigt, die deutlich über der Hörschwelle liegen.
2. *Der Konvergenztyp:* Die Maskierungskurve verläuft horizontal und schmiegt sich im Bereich des Hochtonverlustes der Schwellenkurve an.
3. *Der Kongruenztyp:* Hier genügen im gesamten Frequenzbereich gering überschwellige Lautstärken, um den Tinnitus zu verdecken.
4. *Der Persistenztyp:* Bei diesem Typ kann der Tinnitus durch akustische Reize überhaupt nicht verdeckt werden.

Die Patienten unserer Sprechstunde ließen sich im Hinblick auf die Verdeckbarkeit des chronischen Ohrgeräusches, sowohl bei Normalgehör, als auch bei Hochtonverlust, überwiegend dem Distanztyp zuordnen (Abb. 4). Den Konvergenztyp trifft man, wie von Feldmann beschrieben, meist bei Hochtonabfall an, während der Kongruenztyp gehäuft bei normalhörenden Patienten auftritt. In lediglich 2 Fällen mit sehr großem Hochtonverlust gelang eine Tinnitusmaskierung überhaupt nicht. Diese Patienten sind dem Persistenztyp zuzurechnen.

Im Zusammenhang mit der Tinnitusverdeckung ist auch die Feststellung von Interesse, wie lange nach Abschalten des Maskierungssignales das Ohrgeräusch verdeckt bleibt. Für dieses ebenfalls von Feldmann (1971) beschriebene Phänomen prägte Vernon (1977) den Begriff der *„Residual Inhibition"*.

Man bestimmt die Verdeckungsschwelle für ein Breitbandgeräusch. Das Geräusch bietet man dann für 1 Minute in einer um 10 dB lauteren Intensität an. Danach wird der Patient aufgefordert, die Zeit anzugeben, nach der sein Tinnitus wieder in voller Lautstärke vorhanden ist *(Complete Residual Inhibition)*. Die Messung wird ein 2. und 3. Mal wiederholt. Wie Abb. 5 zeigt, ist bei mehr als der Hälfte der Patienten ein gewisses Maß von Residual-Inhibition vorhanden. Sie dauert meist nur wenige Sekunden, selten bis zu einer Minute und bei lediglich 2 Patienten länger als 60 Sekunden. Bei Wiederholung der Messung schwächt sich der Effekt

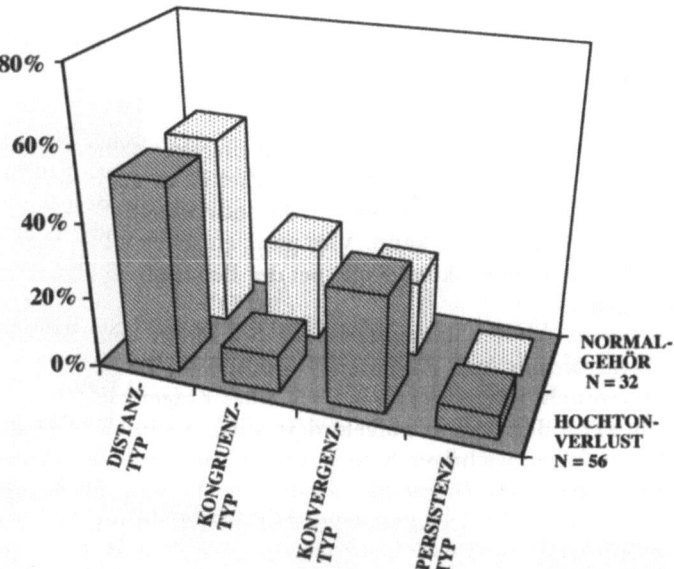

Abb. 4. Verdeckbarkeit von Tinnitus bei 56 Patienten mit Hochtonverlust und 32 Patienten mit Normalgehör. Angegeben sind die 4 Haupttypen der Tinnitusverdeckung mit reinen Tönen bzw. Schmalbandgeräuschen nach Feldmann (1984)

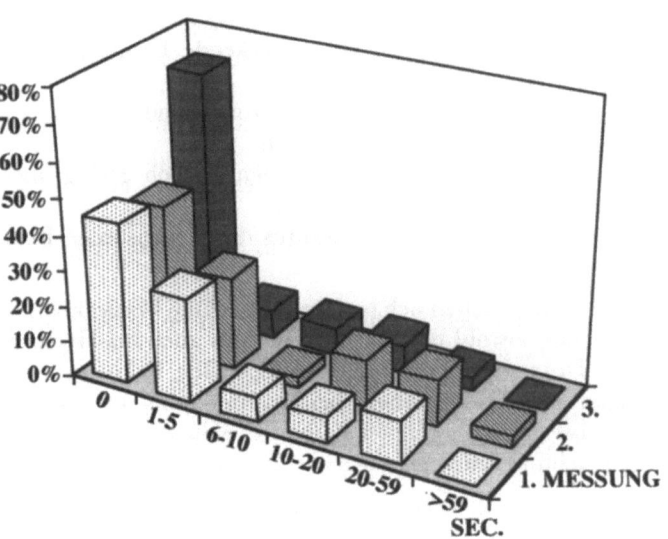

Abb. 5. Residual-Inhibition bei Tinnitus. N = 96 Patienten/132 Ohren. Messung jeweils für 60 Sekunden mit einem Breitgeräusch 10 dB über der Verdeckungsschwelle. Angaben für N = 132 Ohren

ab, die Verdeckungswirkung ermüdet, bzw. eine wachsende Refraktärität des Tinnitus ist zu verzeichnen.

Maskierung

Es kann in den meisten Fällen kein realistisches Ziel sein, durch Maskierung eine permanente Residual-Inhibition zu erzielen. Wir halten die Messung dennoch für wichtig, demonstriert sie dem Patienten doch, daß sein Tinnitus nicht etwas Unveränderliches, sondern dynamisch ist und – wenn auch nur kurzfristig – beeinflußt werden kann.

Therapiestrategie

In den meisten Fällen ist es unrealistisch, zu erwarten, daß ein chronischer Tinnitus als Krankheitssymptom verschwindet. Ein realistisches Ziel ist es aber, dem Patienten Hilfen an die Hand zu geben, mit denen er die individuelle Belästigung durch den Tinnitus besser kompensieren kann. Von ganz entscheidender Bedeutung ist es dabei, dem Patienten seine aktive Rolle bei der Behandlung gleich von Anfang an klar darzulegen.

Tinnitus besser kompensieren

Die Therapie beginnt bereits mit der *Anamneseerhebung*. Sie ist der erste Baustein zur Begründung eines tragfähigen Arzt-Patienten-Verhältnisses. Wir halten deshalb ein persönliches Gespräch, strukturiert mit Hilfe eines Fragenkataloges, für sehr viel wertvoller, als wenn der Patient aufgefordert wird, allein einen Fragebogen auszufüllen. Ein weiterer wichtiger Schritt ist die ausführliche – oben beschriebene – *spezielle audiologische Diagnostik*, bei der der Tinnitus als Hauptsymptom ganz im Mittelpunkt steht: Der Patient macht die Erfahrung, daß sein Leiden in Zahlen und Kurven ausgedrückt werden kann. Auf diese Weise ist das Terrain bereitet für ein – nach neuestem Stand der medizinischen Wissenschaft – *ausführliches beratendes Gespräch* über Genese, Prognose und therapeutische Möglichkeiten. Auch auf die Option, die eigenen Strategien zur Bewältigung des Tinnitus auszubauen, sollte hingewiesen werden. Umweltgeräusche natürlicher

beratendes Gespräch

Geräuschquellen (z. B. Radio, summender Kühlschrank, Zimmerspringbrunnen etc.) üben einen maskierenden Effekt aus und ermöglichen es, den Tinnitus wenigstens zeitweise aus dem Bewußtsein zu verdrängen. Bei den Patienten mit begleitender Schwerhörigkeit besprachen wir die Möglichkeit einer *apparativ-akustischen Versorgung*. Ganz überwiegend wurde dies jedoch abgelehnt.

Wie der Abb. 6 zu entnehmen ist, bleibt in fast 50% der Fälle die eingehende Beratung das Kernstück der Tinnitustherapie.

Durch die Mitarbeit eines Diplom-Psychologen sind wir in unserer Tinnitussprechstunde in der Lage, ein Therapiekonzept anzubieten, das ein *Entspannungsverfahren*, nämlich die *Muskelrelaxation nach Jacobson*, mit einer *kognitiven Verhaltenstherapie* kombiniert. Von diesem Therapieangebot machten bisher insgesamt 36 Patienten Gebrauch.

Das *Entspannungsverfahren der progressiven Muskelrelaxation* geht davon aus, daß Tinnitus dann zunimmt, wenn der Patient sich müde, nervös oder belastet fühlt. Ziel ist es, durch spezielle Übungen gerade diese Situationen zu entschärfen. Ent-

apparativ-akustische Versorgung

Entspannungsverfahren kognitive Verhaltenstherapie

36 PATIENTEN:
MUSKELRELAXATION + KOGNITIVE
VERHALTENSTHERAPIE

2 PATIENTEN:
TINNITUS - MASKER

2 PATIENTEN:
TINNITUS - INSTRUMENT

12 PATIENTEN:
HÖRGERÄT

44 PATIENTEN:
INTENSIVES BERATENDES
GESPRÄCH ÜBER TINNITUS

Abb. 6. Tinnitus-Therapie (N = 96 Patienten)

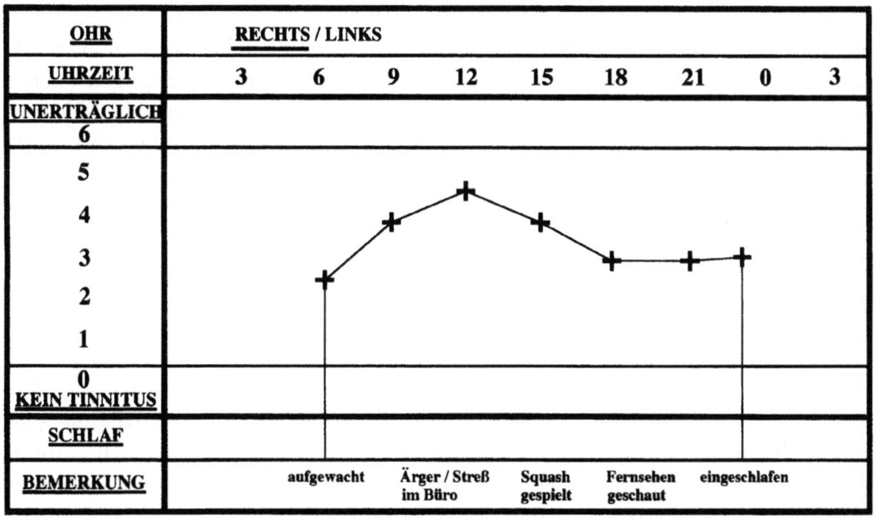

OHR	RECHTS / LINKS								
UHRZEIT	3	6	9	12	15	18	21	0	3
UNERTRÄGLICH 6									
5									
4				+					
3			+		+				
2		+				+	+	+	
1									
0 KEIN TINNITUS									
SCHLAF									
BEMERKUNG		aufgewacht		Ärger / Streß im Büro	Squash gespielt	Fernsehen geschaut		eingeschlafen	

Abb. 7. Tinnituskalender am Beispiel eines 37jährigen Patienten mit rechtsseitigem Tinnitus seit 3 Jahren

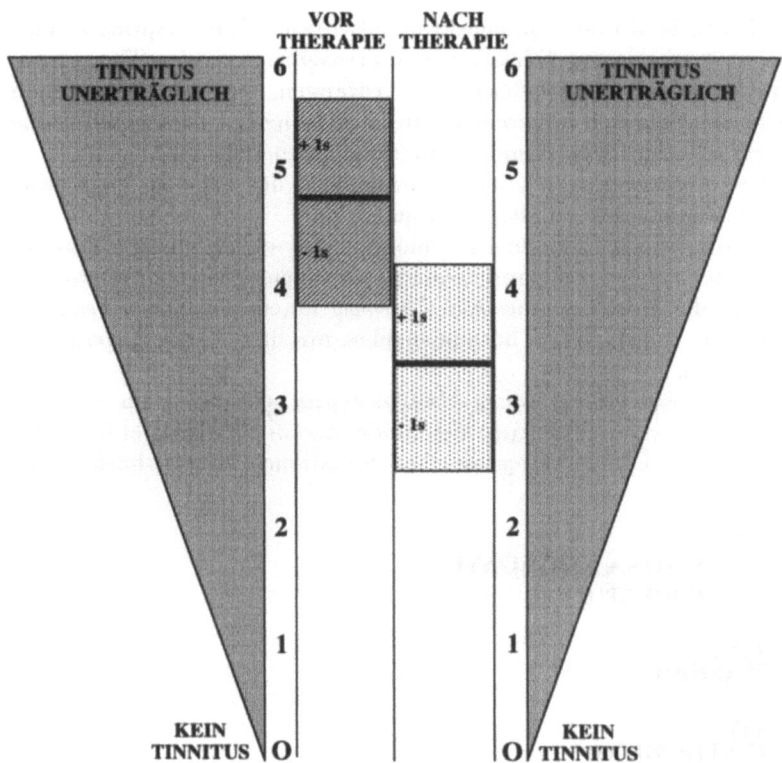

Abb. 8. Belästigung durch Tinnitus. Muskelrelaxation nach Jacobson und kognitive Verhaltenstherapie bei N = 36 Patienten. Angegeben sind die Mittelwerte (schwarzer Balken) und die Standardabweichungen (schraffierter bzw. punktierter Bereich)

sprechend den Erfahrungen von Hallam und Jakes (1987) sind auch wir der Meinung, daß Entspannungsverfahren nur dann effektiv sind, wenn sie von einer individuellen, auf die spezifischen Probleme des Patienten zugeschnittenen Behandlung im Sinne einer *kognitiven Verhaltenstherapie* begleitet werden. Grundannahme dieser Therapieform ist es, daß Ohrgeräusche durch unangemessenes Verhalten und kognitive Prozesse als Störfaktor empfunden werden. Die Behandlung soll den Betroffenen Hilfe bieten, ihre teilweise krankheitsfördernde Einstellung zum Tinnitus zu ändern.

Tinnituskalender

Die Patienten führen vor und nach der Therapie einen Tinnituskalender (Abb. 7). Sie werden aufgefordert, den Belästigungsgrad des Tinnitus im Tagesverlauf von 0 (kein Tinnitus) bis 6 (Tinnitus unerträglich) selbst einzuschätzen. Zwischenskalierungen sind möglich. Veränderungen, wie z. B. „Streßfaktoren" oder „Emotionslage" des Patienten, können unter „Bemerkungen" eingetragen werden. Die Selbstbeobachtung stellt überdies einen wichtigen therapeutischen Effekt dar.

Wir haben nun mit Hilfe des Tinnituskalenders die Selbstbeurteilung aller Patienten bzgl. des Belästigungsgrades durch Tinnitus über eine Zeitspanne von jeweils einem Monat direkt vor, bzw. direkt nach der Kombinationsbehandlung aus Entspannungstraining und kognitiver Verhaltenstherapie ausgewertet (Abb. 8). Im Gegensatz zu den bisher beschriebenen Auswertungsverfahren ist hiermit nicht nur die Erfassung einer einzigen momentanen Tinnitus-Situation — etwa wenn der Patient zum abschließenden Gespräch unsere Sprechstunde aufsucht — sondern eine Kontrolle des Therapieeffektes im Verlauf eines gesamten Monates möglich. Eine signifikante Reduktion des Grades der Belästigung durch Tinnitus wird deutlich. Angegeben sind Mittelwert und Standardabweichung. Die Ergebnisse über einen längeren Zeitraum nach Therapieende stehen noch aus und damit die Beantwortung der Frage: „Wie lange hält der erzielte Therapieeffekt an?".

Résumée

Ein individuell den Bedürfnissen des einzelnen Patienten angepaßtes Therapiekonzept hat sich im Rahmen unserer Tinnitussprechstunde bewährt.
Integrative Bestandteile sind neben einem ausführlich beratenden Gespräch, als Kernstück der Behandlung, das Entspannungsverfahren der progressiven Muskelrelaxation nach Jacobson in Kombination mit einer kognitiv orientierten Verhaltenstherapie unter Anleitung eines Diplom-Psychologen. Die posttherapeutische Verlaufskontrolle mit Hilfe des Tinnituskalenders zeigt eine signifikante Abnahme des selbst eingeschätzten Belästigungsgrades durch Tinnitus. Eine ausgedehnte spezielle audiologische Diagnostik mit Bestimmung der Tinnitushauptfrequenz, der Lautheit von Tinnitus in bezug auf die individuelle Hörschwelle (Sensation Level), der Tinnitusverdeckbarkeit (nach Feldmann) sowie der Residual-Inhibition demonstrieren dem Patienten, daß sein Ohrgeräusch nicht unveränderlich ist, sondern beeinflußt werden kann. Der speziellen audiologischen Diagnostik bei Tinnitus kommt somit auch therapeutische Bedeutung zu.
Realistisches Therapieziel kann es nicht sein, den chronischen Tinnitus zu beseitigen. Vielmehr gilt es, mit dem Patienten Bewältigungsstrategien einzuüben, um über eine Abnahme der durch Tinnitus hervorgerufenen Beeinträchtigung eine weitgehende Wiederherstellung von Lebensfähigkeit und -qualität zu erlauben.

Muskelrelaxation nach Jacobson

audiologische Diagnostik auch therapeutische Bedeutung

Lebensfähigkeit und -qualität

Literatur

Axelsson A, Ringdahl A (1987) Occurrence and severity of tinnitus. A prelavence study. In: Feldmann H (Hrsg) Proc III Int Tinnitus Seminar, S. 154–158. Harsch Verlag, Karlsruhe

Feldmann H (1971) Homolateral and contralateral masking of tinnitus by noise-bands and by pure tones. Audiology **10**: 138–144

Hallam RS, Jakes SC (1987) An evaluation of relaxation training in chronic tinnitus suffers. In: Feldmann H (Hrsg) Proc III Int Tinnitus Seminar, S. 363–365. Harsch Verlag, Karlsruhe

Hazell JWP, Wood SM, Cooper HR, et al (1985) A clinical study of tinnitus maskers. Brit J Audiol **19**: 64–146

Lenarz T (1989) Medikamentöse Tinnitus-Therapie. Thieme, Stuttgart New York

Meikle M, Taylor-Walsh E (1984) Characteristics of tinnitus and related observations in over 1800 tinnitus clinic patients. J Laryngol Otol Suppl 9: 17–21

Vernon JA (1977) Attempts to relieve tinnitus. J Amer Audiol Soc **2**: 124–131

Sachverzeichnis

Akupunktur 122
Akustikusneurinom 36, 60, 88
Anamnese 23, 24
Antihistaminika 7
Antivertiginosa 7
Aquaeductus cochleae 90
Armabweich-Armtonusreaktion 15
Arthron 57
Attackenschwindel 26, 32
Audiometrie 13, 22, 81
Augenbewegungen 46
Augenfolgebewegungen 106
Ausfallsnystagmus 27
Autogenes Training 122

Bárány'scher Zeigeversuch 15
Barotrauma 88, 91
Basiläre Impression 4, 25
Benigner paroxysmaler Lage- bzw.
    Lagerungsschwindel 13
Benigner paroxysmaler
    Lagerungsnystagmus 23, 34
BERA 81, 88
Blickmotorik 23, 35
Blickrichtungsnystagmus 23, 28
Blindgang 5, 70
Blue line 113
Bogengänge 33
Bratspießdrehung 46
Bulbustorsion 51

Caisson-Krankheit 91
Calcium-Antagonisten 8, 9
Cochlea 81
Cupula 47
Cupulolithiasis 24, 26, 32, 34

Dekompressionskrankheit 91
Diadochokinese 15, 34
Drehempfindung 59
Drehschwindel 58, 59
Drehstuhl 47, 105
Drehstuhlprüfung 93
Dynamische Posturografie 48, 75
Dystrophische Prozesse 4

Echokardiographie 97
Elektrokardiographie 96
Elektronystagmographie (ENG) 6,
    14, 29
Elektrookulografie 50
Encephalomyelitis disseminata 4, 25
Epileptisches Äquivalent 4
Exzentrische Rotation 44

Felsenbeinfrakturen 112
Fenster-Fistel-Symptom 13
Finger-Nasen-Zeigeversuch 34
Fistelsymptom 13
Fistelsymptom mit Nystagmus 111
Fixationsnystagmus 28
Fixationstraining 105
Frenzelbrille 5, 27, 60

Gegenrollung der Bulbi 45
Gelenkdysfunktion 57
Gentamicinapplikation 114
Gesprächstherapie 118, 119
Gleichgewichtstraining 8
Glyceroltest 89
Grenzstrangblockade 120, 121

Habituation 104
Halsdrehtest 62
Halsmuskelafferenz 57
Halsrezeptoren 56
Halswirbelsäule 56
Herzfehler 99
Herzinsuffizienz 4
Herzmuskelinsuffizienz 99
Herzrhythmusstörungen 99
Herzschrittmachersyndrom 100
Hirnstammaudiometrie 22
Hirnstammerkrankungen 4
Hirnstammprozesse 3
Hirnstammtumoren 88
Hirntumor 80
Hörbahn 81
Hörminderung 50
Horner-Effekt 120
Hörstörungen 88

Hörsturz 118
Hörverlust 127
HWS-Propriozeption 112
HWS-Schleudertrauma 25
HWS-Syndrom 25, 62, 73
HWS-Veränderungen 4
Hydrops 89, 90
Hypertonien 99
Hypertonus 4
Hypoglykämien 100
Hypotone Regulationsstörungen 99
Hypotonien 98
Hypotonus 4

Infektionskrankheiten 118
Innenohrmißbildungen 90
Internistische
  Untersuchungsverfahren 96
Intoxikationssyndrom 28

Kalorische Prüfung 24, 35
Kapselotosklerose 115
Kippbühnen-Stehtest 16
Kipp-Platte 106
Kippschwindel 50
Klaustrierung 119
Kleinhirnabszeß 25
Kleinhirn-Ataxie 75
Kleinhirnbrückenwinkel 112
Kleinhirnbrückenwinkeltumor 25
Kleinhirntumor 25
Kognitive Verhaltenstherapie 131
Koordinationsprüfungen 12, 15, 35
Kopfschüttelnystagmus 61
Kopfschüttel-Romberg-Test 73, 76
Kopf-zu-Rumpfpositionen 56

Labyrinthfistel 26, 32, 34, 111
Lagenystagmus 34
Lage- oder Lagerungsschwindel 32
Lageprüfung 23, 33
Lärmschwerhörigkeit 118
Latenter Nystagmus 14, 65
Lautheitsbestimmung 128
Leuchtbrille 12
Leuchtbrille nach Frenzel 5, 27, 60
Linearbeschleunigung 43
Linearschlitten 46

Maculaorgane 43
Manualtherapie 65
Maskierung 130

Maskierung des Tinnitus 82
Mitralklappeninsuffizienz 100
Morbus Menière 13, 23, 27, 32, 36,
  50, 82, 83, 84, 88, 89, 110, 113
Multiple Sklerose 36
Muskelrelaxation 133
Muskelrelaxation nach Jacobson
  131
Muskelspindeln 57
Myokarditis 97

Nackenmuskeln 57
Nackenreflex 37, 38
Neuraltherapie 118, 120
Neuropathia vestibularis 13, 24, 27,
  73
Nicht-sedierende Pharmaka 107
Nystagmus 60
Nystagmusarten 27

Objektives Ohrgeräusch 79
Ocular Tilt Reaction 51
Ohrensausen 85
Ohrgeräusch 78, 127
Okulogramme 50
Olivoponto-cerebelläre Atrophie 4
Optokinetische Prüfung 15, 35
Optokinetisches Training 105
Otoakustische Emissionen 88
Otolithendestruktion 115
Otolithendiagnostik 51
Otolithenfunktion 42, 50, 51
Otolithenirritation 13
Otolithenorgane 42
Ototoxische Pharmaka 118
Oxygenation 118, 119

Parallelschaukel 46
Parasympathikolytika 7, 8
Pendelnystagmus 28
Pendelstuhlprüfung 37
Perilymphfistel 13, 24, 88, 90, 93,
  111, 112
Peripher-vestibuläre Läsion 26
Peripher-vestibuläres System 2
Peripher-vestibuläre Störung 22
Petite écriture 36, 37
Physikalisches Trainingsprogramm
  8
Physiologisches Defizit 15
Posturogramm 72
Posturographie 16, 35, 72, 75

Propriorezeptoren 56, 62
Provokationsnystagmus 13
Pseudobulbärparalyse 4

Raumorientierung 104
Rebound-Phänomen 38
Recruitment 82, 89, 91
Reflexolfaktometrie 17
Rehabilitation 80
Reizlabyrinth 37
Reiznystagmus 27
Residual Inhibition 129, 130
Retrocochleäre Läsionen 88
Romberg-Test 35, 70, 71
Romberg-Versuch 5, 15
– verschärft 5
Rotationsprüfung 23, 37

Saccotomie 89, 113
Sacculus 42
Sakkaden 7
Schädel-Hirn-Traumen 3, 4, 62
Schädeltrauma 36
Schrägachsenrotation 46
Schwindel
– asystematischer 2, 59, 96
– systematischer 2
– zervikogener 56, 61
Schwindelart 24
Schwindelattacken 50
Schwindelinduzierende
  Medikamente 101
Schwindelqualität 59
Sedierende Pharmaka 107
Seiltänzer-Blindgang 5
Sensation Level 128, 133
Shunt-Operation 113
Singularisneurektomie 115
Somatosensible Afferenzen 56
Spinocerebelläre Heredoataxie 4
Spontannystagmus 13, 23, 27, 59,
  110
Stapediusreflex 88
Stapedotomie 115
Statische Kippung 43
Stellatum-Blockaden 120
Stimmgabelprüfung 5
Subjektive Vertikale 43, 44, 45, 49
Sympathikomimetika 7
Syringobulbie 4

Tandem-Romberg-Test 71

Telemetrie-ENG 29, 32
Thalamus 57
Therapie
– kausale 7
– krankengymnastische 122
– physikalische 108
– rheologische 119
Thermische Erregbarkeitsprüfung
  14
Thermische Prüfung 48
Tinnitus 50, 78, 83, 120, 121, 127
Tinnituskalender 131, 132
Tinnitussprechstunde 125
Tinnitusverdeckung 83
Tinnitusverdeckungskurven 128
Trainingsprogramme 105
Tranquilantien 7
Tullio-Phänomen 115
Tumoren 3, 4, 25, 104, 111
Tympanic Membrane
  Displacement-Technik 92

Unterberger-Test 70
Unterberger-Tretversuch 5, 15, 35,
  71
Utriculus 42, 45, 51

Vagovasale Reaktion 98
Ventrikuläre Extrasystolen 97
Vertebrobasiläre Insuffizienz 3, 7,
  25, 36, 88
Vertikaler Zeichentest 15
Vestibulariskerne 57, 104, 105
Vestibularisneurektomie 114
Vestibulookulärer Reflex 48
Vestibulospinale Reaktionen 61
Video-Okulographie 29, 45, 49
Vigilanzniveau 36

Winkelgeschwindigkeit der
  langsamen Nystagmusphase 36

Zentral-vestibuläre Läsion 26
Zentral-vestibuläres System 2, 3
Zentral-vestibuläre Störung 22
Zervikal-Nystagmus 60, 61, 62, 63
Zervikalsyndrom 60
Zervikogene Schwindelbeschwerden
  58
Zerviko-vestibulo-zervikale Schleife
  57
Zwei-Waagen-Test 61

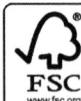

If you have any concerns about our products,
you can contact us on
ProductSafety@springernature.com

In case Publisher is established outside the EU,
the EU authorized representative is:
Springer Nature Customer Service Center GmbH
Europaplatz 3, 69115 Heidelberg, Germany

Printed by Libri Plureos GmbH
in Hamburg, Germany